不老时代

年轻又长寿的科学和方法

The
GREAT
AGE
REBOOT

U0225768

Michael F. Roizen
Peter Linneman
Albert Ratner

[美]迈克尔·罗伊森
[美]彼得·林内曼
[美]阿尔伯特·拉特纳　著
孙摇遥　译

中信出版集团 | 北京

图书在版编目（CIP）数据

不老时代：年轻又长寿的科学和方法 /（美）迈克
尔·罗伊森，（美）彼得·林内曼，（美）阿尔伯特·拉特
纳著；孙摇遥译 . -- 北京：中信出版社，2023.10
书名原文：The Great Age Reboot：Cracking the
Longevity Code for a Younger Tomorrow
ISBN 978-7-5217-5907-5

Ⅰ . ①不… Ⅱ . ①迈… ②彼… ③阿… ④孙… Ⅲ .
①长寿 Ⅳ . ① R161.7

中国国家版本馆 CIP 数据核字（2023）第 153755 号

The Great Age Reboot
Originally published in the United States and Canada by National Geographic Partners, LLC as The
Great Age Reboot: Cracking the Longevity Code for a Younger Tomorrow. This translated edition
published by arrangement with National Geographic Partners, LLC.
Copyright © 2022 Michael F. Roizen.
All rights reserved.
Simplified Chinese translation copyright © 2023 by CITIC Press Corporation
本书仅限中国大陆地区发行销售

不老时代——年轻又长寿的科学和方法
著者： 　［美］迈克尔·罗伊森 　［美］彼得·林内曼 　［美］阿尔伯特·拉特纳
译者： 　孙摇遥
出版发行：中信出版集团股份有限公司
　　　　　（北京市朝阳区东三环北路 27 号嘉铭中心 　邮编 　100020）
承印者： 　北京通州皇家印刷厂

开本：787mm×1092mm　1/16 　　印张：19.5 　　　　字数：194 千字
版次：2023 年 10 月第 1 版 　　　印次：2023 年 10 月第 1 次印刷
京权图字：01-2023-4308 　　　　书号：ISBN 978-7-5217-5907-5
　　　　　　　　　　　　　　　　定价：79.00 元

版权所有·侵权必究
如有印刷、装订问题，本公司负责调换。
服务热线：400-600-8099
投稿邮箱：author@citicpub.com

目 录

| 第 一 部 分 | ➤ 医学研究的重大突破如何预示人类的未来

人 类 的 过去与未来

| 第 二 部 分 | ➤ 即将席卷世界的医学突破

迷 人 的 科 学

前言

在 2020 年底，头条新闻都围绕着一个年度健康事件展开，它也很可能是影响未来 10 年的健康事件。全世界都在关注着疫苗和呼吸机，关注着死亡率和口罩使用指南。新型冠状病毒肺炎彻底占据了我们的生活，并且理由充分。

但在那一年的大部分时间以及之前的两年时间里（实际上，是自我从医学院毕业以来），我花了大量时间研究致病谱系的另一端——令人瞠目结舌的医学、技术和科学进步，这些进步将显著延长人类的寿命，而不是缩短人们的生命。

在我的职业生涯中，我全身心地投入干细胞、遗传学、机器人等领域。但我想看到这些改变传统规则的创新真正在现实中发挥作用。所以，在 2020 年 12 月的一天，我从我的办公室沿着克利夫兰医学中心的人行天桥走了大约半英里①，到

---

① 1 英里 =1.609 344 千米。——编者注

达了克利夫兰医学中心附属的勒纳研究所的 3D 打印实验室。在那里，我见到了该实验室的首席研究工程师兼主任瑞安·克拉特。他拥有工程学博士学位，喜欢谈论 3D 器官打印技术。

在大约和一个普通客厅大小相当的实验室里，瑞安向我展示了研究小组的打印机，以及他们制作的一些身体器官和身体不同部位的模型。有复杂先天性异常的儿童心脏，有位置靠近胆管的长着某种肿瘤的胰腺，有动脉异常的肾脏，有用于乳房再造的脂肪组织，还有动脉瘤等。它们都是根据真人的 CT（计算机断层扫描术）和磁共振成像（MRI）来建模的，用不同颜色的树脂打印以区分病灶组织。通过这种方式，外科医生可以在手术前对模型进行三维检查，并根据患者的具体解剖结构制订手术方案。

瑞安给我展示了一个"潜在供者"的肝脏模型。彩色树脂清楚地显示了静脉、胆管和其他血管的分布，这样外科医生就能准确地知道该从哪里切开，以避免伤及循环系统或胆道系统，从而避免致命的损伤。

尽管所有的人体解剖结构在本质上都是相似的，但人与人之间还是有一些细微的差异，如脂肪的位置、血管和胆管的分布等。一旦医生在手术前可以清楚地看到器官（或肿瘤、组织）的三维结构，他们就能设计出高效且安全的手术方案（特别是针对某些解剖结构异常的患者）。这些 3D 打印的模型正在挽救人们的生命，这种方式是前所未有的。

但这并不是故事的终结。事实上，这只是故事的开端。

如果同样的3D打印机不仅能打印出器官模型，还能打印出器官本身呢？如今，扔进回收箱的废弃塑料可以被加工成树脂并被重复利用。那么，如果抽脂手术中抽出的多余的脂肪可以被"再加工"成新的心脏或乳房呢？如果这些打印机可以利用年轻的细胞打印出真正的器官、细胞和组织，打印出任何你需要的身体元件，来代替功能不良的元件呢？

当然，这个过程将是极其复杂的。但从本质上讲，它无疑只涉及以下两部分内容：

1. 用3种或3种以上的细胞填充打印机的墨盒，包括生成新的组织或器官所需的细胞，以及生成将组织或器官有机地连接在一起的血管和神经所需的细胞。

2. 根据器官形状，利用可生物降解的材料打印器官支架，细胞能够沿此支架生长并最终代替该器官。

这可能就是我们的未来。

现在全世界都在开发这种新技术。许多其他研究也在不断取得重大进展，这些进展将从根本上改变我们获取医疗和健康的方式。

这就是本书要讲的一些"如果"，而这些"如果"最终将敲开未来社会的大门。

如果我们可以通过打印出的新器官来替代病态的器官，会怎样？

如果我们可以重新编辑我们垂死的细胞，使其变得更年轻，会怎样？

如果我们可以重新编辑我们的 DNA（脱氧核糖核酸），走向更健康的未来，会怎样？

我们不仅会更长寿，而且会活得更年轻。在 1998 年，我们相信 60 岁的人可以保持 40 岁的身体状态。而到了 2030 年，这一潜力将急剧增加，90 岁的人可以保持 40 岁的身体状态。年纪大并不意味着衰老。

在围绕长寿展开的 14 个主要研究领域中（见第 43—44 页），有一些治疗方法会得到推广，并帮你延长你的青春时段（虽然无法准确预测是哪些，但我们有自己的一些猜测）。这些进步将以指数级的程度改变我们的社会和经济，也将改变你和你的未来。

我、我的合著者彼得·林内曼博士和阿尔伯特·拉特纳将这种转变称为黄金年龄的重启。本书包含了我们的研究，我们也在书中解释了这种重启对你意味着什么，向你展示了即将出现哪些突破，以及你可以为即将到来的转变做哪些准备。

这些医学突破使寿命延长成为可能，人们的生活将变得更健康、更富有成效，而这对经济发展来说也是一种重大利好。寿命延长导致人口数量增加，可用的人力资本也会因此而增加，从经济上来说，人类将获得更多的机会来解决发展问题，并消除不平等。（是的，政府政策将不得不与时俱进——在新的时代中，90 岁只相当于如今的 40 岁，美国国会预算办公室将不得不改变他们的想法，65 岁以上的人将不再是社会的负担。）重启黄金年龄的时代正在到来，而且近在眼前。是时候为随之而来的关键决策做准备了，是时候为你想要的青春和快乐做准备了。

我们期待着与你们一起踏上这段前所未有的旅程。

迈克尔·罗伊森

医学博士

克利夫兰医学中心名誉首席健康官

引言
不老时代究竟意味着什么？

在不远的未来，我们的医学领域可能会出现以下情形。

你可以 3D 打印一个新的器官来代替病变的器官。[1]

机器人可以移除你的动脉斑块，这样你就不再需要做支架手术了。[2]

如果你发现自己有结肠癌的易感基因，那么在这里剪切一下，在那里剪切一下，然后"咔嚓"一下，这段易感基因片段就从你的 DNA 序列中切除了。当然，未来你也就不再有罹患结肠癌的风险了。[3, 4]

大概 100 年以前，大部分人无法想象抗生素和免疫接种可以被如此广泛地应用，更无法想象在田纳西州的克利夫兰医学中心手术室进行的磁共振成像引导下的机器人手术，而负责这场手术的医生实际上正在俄亥俄州的克利夫兰分院里。

但是，在现代医学体系中，这些突破已经成了现实，我们对它们也已经司空见惯了。

因此在今天，或许你不能完全理解机器人手术、基因编辑和某些等待着我们进一步开发的不可思议的医学进步，但它们的确正在向我们走来。

事实上，在某些场合，它们已经开始被应用了。[5]

这就是为什么说我们正生活在重启黄金年龄的时代尖端，这是一个科学和智能进步的新纪元，二者的进步不仅能够改变我们生活、感知和行动的方式，而且将彻底改变我们所熟知的文化。无论你相信与否，在未来的 10 年，世界将以火箭般的速度进入新的阶段，新的老龄化定义、新的人口增长、新的寿命跨度和新的生活方式都将出现。这种变革既激进，又迅猛。

在今天的发达国家，人的平均预期寿命约为 81 岁，少数人能活到 110 岁左右，极端情况下有人能活到 120 岁以上。但我们基于衰老研究领域的主要科学进展进行了预测，结果显示，到 2030 年，人类将能够减缓衰老的速度，现在 40 岁以上的人的平均预期寿命可能达到至少 108 岁。

从长远来看，人们能够活到 115 岁甚至 130 岁的情况也并不会太罕见。从 81 岁到 108 岁，在不到 10 年之后，人类的平均寿命就能延长 27 年或者更长，这是前所未有的。在过去的 140 年里，每 10 年人类的平均寿命就会增长 2.5 岁，而未来 10 年的涨幅将是过去每 10 年平均水平的约 11 倍。

你可能会问，这是什么情况呢？毕竟，如果活得更久仅仅意味着变得更老，谁还想活得更久呢？

没有人想这样。

但是听我说，老龄化热潮实际上会使"盛年"阶段进一步延长，而并非落魄的"老年"阶段。你可以这样理解：你不仅仅是寿命变长了，你还可以把 30 岁到 60 岁的状态延长到 30 岁到 90 岁。

还有另一种思考方式，你 20 多岁的状态可能会持续 15 到 20 年。你 30 多岁和 40 多岁的状态也可能持续那么久。事实上，在 2025 年到 2035 年之间的某个时点，一个典型的 95 岁的老年人很有可能在外表和生理功能上更接近今天典型的 50 岁的老年人。

这意味着，在现实中，一个人的生理年龄或"真实年龄"①，可能只是他的日历年龄（或者说实际年龄）的一半，前提是这个人选择了更积极、健康的生活方式。[6]

此外，在不远的未来，95 岁不会被看作高龄而会成为一种一般状态。当然，如果现在你的年龄比较大，你未来延伸年龄的潜力就小了。但令人高兴的是，我们所有人都有潜力做出改变，从而过上更长寿、更健康的生活。因为你的日历年龄并不是最重要的，关键在于你的生活方式和状态。

---

① "真实年龄"（RealAge）是迈克尔·罗伊森基于上千项医学研究提出的概念，它指的是当你身体真实的状态与你的日历年龄不一致（更年轻或更年老）时，基于你的几十种生活方式选择和生物学标记物来判定的年龄。

所以，说到重启黄金年龄，问题不在于你是否想活到110岁或者更大岁数。问题在于你是否希望延长20多岁到70多岁的这段生命状态，这样你就能更多地感受年轻和美好。在许多国家和文化中，比如在日本，人们已经接受了"年轻态的老年"或者"轻老态"的概念，它的意思是尽管一个人在年龄上老了，但他在感知力、外表和行动上仍然年轻。[7]

简言之，我们相信长寿不仅是下一波颠覆浪潮，而且是有史以来最伟大的颠覆。它所引发的变革可能比约60年前发明的芯片（芯片，不是薯片！）所带来的更全面、更强大。[8]重启黄金年龄将被定义为一种进步，这种进步不仅能延长你的生命，同时会以看似不可思议的方式提高你生命的质量。

然而，最终，活得更久——与此同时活得更健康、更富有——与你自己关系密切。你本人，现在必须做出正确的选择。你必须照顾好你的身体和大脑。你必须每天明智地积累。当这些革命性的变化到来之时，你越健康，这些变化对你的帮助就越大。

因此，我们认为，为了能让自己充分地从未来获益，你必须为即将到来的不老时代做好准备。而这也正是本书要做的：揭示可见的未来，解释它将如何丰富你的生活，提示你今天可以做些什么以应对未来，并确保你在未来获得快乐和幸福。[9, 10]

为了帮助你准备好应对不老时代，本书将分为4个部分：

在第一部分，我们将探索长寿的起源，并给出一些对未来的预测。

在第二部分，我们将介绍一些吸引人、有前景的医学突破。

在第三部分，我们将退一步审视全局，这样我们就可以看到宏观层面，看到这些重要的变化对我们的身体、我们的经济和整个社会意味着什么。

最后，在第四部分，我们将提供一个定制化的方案，帮助你做好准备，拥抱和享受不老时代。

让我们面对现实吧：大变革正在发生。就在我写作之时，我们已经处于一场非凡的生物学和社会学革命之中，而这场革命正在影响人类的寿命。当然，要想象一个 95 岁的"年轻老人"的画面并不容易。但你知道吗？在 20 世纪 30 年代，很少有人能够想象人到了 65 岁却仍能保持年轻的状态。20 世纪初的一些人甚至根本无法想象人类可以活到 80 岁。[11]

你决定好与时俱进了吗？你准备好开启不老时代了吗？你会帮助社会改变吗？

我们正站在开启不老时代的边缘，你需要做出这些决定了。

第一部分

人类的
过去与未来

医学研究的重大突破如何预示
人类的未来

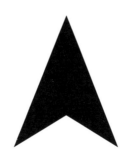

我们更长寿了。自 19 世纪以来，在发达国家，每 10 年人们的平均寿命就会延长几年。[1]一些科学上的突破已经实现，还有更多的突破正在酝酿之中，这些突破让我们看到未来将寿命延长 20~30 年甚至更长的希望，这种寿命的延长令人欣喜，而且也许最快在 21 世纪 30 年代即可实现。到那时候，人们活到 120 岁甚至更大年龄将是司空见惯的事。

　　2020 年世界暴发了新型冠状病毒肺炎疫情（简称新冠肺炎疫情，下同），尽管新冠肺炎疫情导致了全球人口的大量死亡，但它并不会改变长寿率的整体增长趋势。根据约翰斯·霍普金斯大学的数据，在本书写作之时，美国因新冠肺炎疫情而死亡的人数已经远远超过了预期，这使得 2021 年的出生时人口预期寿命降低了 1 岁，这一数字低于 2003 年以来的任何一年。[2]事实上，在 2021 年初，美国联邦政府的报告称，新冠肺炎疫情确实在不到 12 个月的时间里，使美国人民的平均寿命缩短了大约 1 岁，即从 2019 年的 78.8 岁跌至 2020 年的

77.3 岁。[3]

相比之下，美国臭名昭著的阿片类药物滥用危机也导致美国的出生时预期寿命每年都在减少，平均每年减少约 0.4 岁（153 天）。在 1992 年到 1993 年的高峰期，HIV（人类免疫缺陷病毒）的流行使美国的出生时预期寿命在一年内减少了约 0.3 岁。

当然，任何寿命预期的下降都令人担忧。但实际上，除非美国的死亡人数达到 400 万或以上（或全球死亡人数达到 8 000 万），否则在美国，出生时人口预期寿命预计将在 2025 年底恢复到 2010 年的水平。这一预判的前提是到 2023 年，全世界人民均普遍接种了对所有新型冠状病毒变种都有效的疫苗。如果这能成为现实，那么美国的出生时人口预期寿命将持续攀升。全球疫情暴发是如此令人生畏，这次新冠肺炎疫情也证明了照顾好自己的重要性。

这意味着，尽管我们经历了新冠肺炎疫情，但我们仍然有巨大的潜力以前所未有的方式延长生命，无论是通过我们谈论的 3D 器官打印，还是通过创造仿生人的方式。

为什么这些场景如此难以想象？因为人类倾向于用线性的方式思考。如果你需要走完一英里，那么当你沿直线走了 30 步时，你离终点就近了 30 步。正因如此，我们很难想象拥有前文所述的场景的社会。我们的社会正处于医疗危机之中——包括疫情暴发这样的不幸事件，还有诸如肥胖、糖尿病、关节炎、痴呆等多种疾病普遍存在的情况，这些医疗危机事实上已经成了现今人类要面对的最危险的杀手。

但技术和科学并不总是线性发展的，它们可以呈指数级发展。也就是说，不是一个进步导致第二个，然后是第三个；而有可能是一个进步导致两个进步，然后是四个，再然后是八个，以此类推。所谓的指数级发展更像是一种跨越式发展，而不是一种迈步式前行。从字面上来说，迈 30 步，你可以走大概 27 米的距离，而 30 步指数级的跨越可以让你绕地球 26

圈。[4]而这正是衰老科学现有的发展方式，并且这种方式将一直持续。

我们正处在医学进步和寿命延长的指数级变化的前沿。科学正在改变我们编辑细胞和 DNA 的方式。然而，这些变革不是为了解决问题（比如抗生素的应用），也不是为了在问题恶化之前发现问题（比如磁共振成像的应用）。这些变革将通过改变人类核心层面的运行机制来改变我们。

在谈论这些巨大的进步之前，我们先来看看我们曾经经历过什么，以及我们的未来走向。

第一章

继往开来
长寿图景（1900—2020 年）奠定了未来的基础

　　每一天，我们都在不停地接触各种形式的历史。也许你的书架上放着一部本杰明·富兰克林的传记。也许你会沉迷于国家地理频道（它通常比历史频道有更丰富的历史内容），或者沉迷于美国公共广播公司或者网飞的纪录片。又或者，历史只是你日常生活的一部分，你甚至不会去多想，例如医生办公室里记录的家族史，星巴克应用程序上的历史订单。历史之所以重要，是因为它预示我们的现在，预测我们的未来，激发变革，并为我们提供所处世界的背景知识。

　　这一观察也适用于长寿。是的，本书是关于未来的，它会告诉你，你需要做些什么来尽可能地延长你的年轻岁月，延长你最高产的岁月，去尽情享受饱含乐趣、能量、热情和欢乐的生活。但是如果你想预见未来并了解未来发生的事的意义，你首先需要回看历史，不仅仅是回顾长寿的历史，也要回顾与此相关的医学进步，正是这些医学进步最终让我们实现寿命的延长。我们有后视镜是有原因的，哪怕我们在全速前进之时，重要的事情也会在我们身后发生。因此，要把握未来，我们就必须懂得过去的价值。

在本章中，我们将从个人和医学历史的角度来审视长寿，以帮助你从更广阔的视角去理解科学进步如何以及为什么能使长寿成为可能。最后，我们将通过回顾过往来展望未来，解释当前与长寿相关的科学思维，以及它对未来的意义。

别搞错了，预测未来并不容易。事实是，我们永远不可能真正知道等待我们的是什么。（你能想象20世纪30年代大萧条时期的居民如何看待无人机送货吗？）但我们仍然可以通过我们的足迹所到之处感知未来的方向。

这整个过程的棘手之处在于，年龄是一个动态的目标。如果你在20岁时读这本书，你所思考的场景与在50岁或80岁时读这本书的人可能完全不同。但好消息是，无论你年纪多大，我们都将为你提供关于不老时代的最有效的信息。随着时间的推移，在了解你和你的家族过去几代人的历史的基础之上，你很可能可以重启你的生活和你的身体，使之回到更年轻、更理想的状态，你将可以重返青春，可以消除你过去的大部分错误，重新开始。

但现在要记住的是，就像今天的平均寿命与你出生时不同一样，随着你年龄的增长，人类的平均寿命也会变长。下面这张表格将向你揭示，随着即将到来的新的科学进步，你的未来将怎样呈现。

表 1-1　美国人的预期寿命汇总

你在 2022 年的大致年龄	你出生时的人口预期寿命（女性）*	2030 年人口平均预期寿命（基于重启黄金年龄背景的预测）	从 2022 年算起，你还可以活多久
25	79	125	100
35	78	122	87
45	77	120	75
55	74	115	60
65	73	110	45
75	68	100	25

*通常，男性的人口预期寿命为女性的数值减掉3岁。[1]

为了让这种预测更具体，我们以本书的 3 位合著者为例进一步展开说明。阿尔伯特出生于 1927 年，他出生时的人口预期寿命只有 57 岁[2]，这样的话，他将错过乔治·布什（老布什与小布什）、克林顿、奥巴马、特朗普和拜登的执政时代，还会错过心脏支架、他汀类药物、免疫疗法和新冠肺炎疫情（更不用说他每天使用的平板电脑、智能手机、智能语音助手 Siri 和 Alexa 了）。他已经活到了 94 岁，比他出生时的预期寿命长了 36.8 岁。而迈克尔生于 1946 年，他出生时的人口预期寿命是 71 岁，他已经超过了这个年龄。他正期待着重启自己的黄金年龄，71 岁的彼得也是如此。

这种寿命的改变，以及随之而来的影响，无须等到 2050

年，我们现在就可以看到，它正在发生（如下面这张表所示），且很快就会影响美国的人口动态。

表 1-2　长寿是下一个颠覆浪潮（数据预估至 2050 年 *）

年龄	重启黄金年龄背景下的2020 年人口预测（百万）	重启黄金年龄背景下的2030 年人口预测（百万）	重启黄金年龄背景下的2040 年人口预测（百万）	重启黄金年龄背景下的2050 年人口预测（百万）	美国人口普查局预测的2050 年人口（百万）
0~9	40.7	41.5	42.4	43.3	43.3
10~19	42.4	42.8	43.2	43.9	43.9
20~29	45.4	46.1	46.8	47.3	47.3
30~39	44.7	47.2	48.6	49.7	48.7
40~49	10.7	43.9	47.2	50.5	49.0
50~59	42.7	45.0	47.4	50.8	48.4
60~69	39.4	41.7	43.9	46.1	43.1
70~79	25.0	29.5	37.2	37.6	33.3
80~89	10.3	18.8	29.3	35.0	23.6
90~99	2.3	7.8	15.0	29.1	7.9
100~109	0	1.8	6.2	13.0	0.4
110~119	0	0	0.9	4.1	0
120+	0	0	0	0.5	0
总计	333.6	366.1	408.1	451.0	388.9
人口增长数量（百万）					
	32.5	42.0	42.9		
累计人口增长数量（百万）					
	32.5	74.6	117.5		

*本书中使用的所有美国人口普查数据均基于2019年的数据和预测。

我们预测人口增长率上升，并不是因为出生率增加，而是因为医疗进步带来的死亡率降低。因此据我们预测，到 2050 年，美国人口将达到 4.51 亿。我们估计其中的 3.165 亿人现在已经出生了。也就是说，2050 年的约 70% 的人口现在已经出生了。在本书写作时，美国的人口数是 3.33 亿。我们预测，到 2050 年，这部分人中的 85% 仍将健在。换句话说，到 2050 年的人口增长将更多地反映在死亡率而非出生率的变化上。我们来分析一下这个问题。

根据 2019 年美国人口普查统计，预计到 2050 年，美国人口将比今天增加约 5 530 万，达到约 3.9 亿的水平。也有人认为，由于生育率的变化，这一数字将会减少。事实上，他们认为发达国家的人口平均预期寿命正在下降。

除了新冠肺炎疫情的影响，阿片类药物危机、导致自杀率上升的抑郁症、肥胖以及肥胖相关的疾病正在美国泛滥。但在新冠肺炎疫情暴发前的一年里，医学科学、公共卫生学和人们的个人行为已经发生了足够多的变化，这些变化将再次延长人口预期寿命。这一趋势表明，事实上，你可以通过个人选择来影响自己的预期寿命。

尽管在以往每一次流行病风行期间（在我创作本书时美国就有一波流行病，包括阿片类药物成瘾和新冠肺炎），人口预期寿命均有所下降，但人口预期寿命会很快发生反弹。1917 年，人口出生时平均预期寿命是男性 48 岁，女性 54 岁；到 1918 年底（西班牙大流感那一年），下降了 12 岁，低至男性 36 岁，女性 42 岁；到了 1920 年，这一数值迅速反弹至男性 54 岁，女性 56 岁。[3,4]

我们认为，随着时间的推移，移民数量也会发生反弹

（就像在几次历史浪潮中呈现的那样），生育率则将稳定在更低的水平。当我们调整这些估计值以反映未来的、更长的预期寿命时，我们认为增长的人口数将远不止美国人口普查统计所预测的 5 530 万（毕竟它过去就计算失误过），也不是《柳叶刀》杂志最新预测的 3 600 万。[5] 我们认为这一数值将接近 1.175 亿，也就是说美国人口可能达到 4.51 亿。

为了便于理解，我们将我们的预测称为黄金年龄重启预测，简称为重启预测。我们并不是唯一一批质疑这些官方人口预测结果过于保守的人，皮尤研究中心做出的预测更接近我们的预测，即美国人口总数可能超过 4.38 亿人，较本书创作时的美国人口增加 1.05 亿，并且大部分增长来自移民。[6]虽然我们并不知道具体会有哪些工作机会，但我们认为工作机会应该有很多，因为到目前为止，每一次颠覆都带来了更多的工作机会。（当汽车取代马车时，人们担心随之而来的是工作机会的减少，因为不再需要照顾马匹或处理街上粪便的工作岗位了。当然，结果恰恰相反。）

如果你觉得我们疯了，那就看看第 10 页的表格，想想你出生时的人口预期寿命与现在的人口预期寿命的对比。再把你的预期寿命与过去一个世纪美国家庭的预期寿命进行比较。

1900年的典型家庭

这是位 40 岁的一家之主，他的家谱很可能可以追溯到

18 世纪。他的第一任妻子死于难产，他的一个孩子在蹒跚学步时死于风湿热。他每周工作 7 天，年收入大约相当于今天的 1 万美元。他所有的孩子——从 7 岁到 22 岁——都需要工作，这样家庭才能维持运转。这位一家之主死于 45 岁，死因是无法治愈的感染。他未能看到他的任何孙辈成年。

平均寿命：白人男性 47 岁，白人女性 49 岁，黑人男性 33 岁，黑人女性 34 岁。

1925年的典型家庭

这个家庭很幸福，因为所有的孩子都能读书写字。但他们对失去亲人也并不陌生，因为他们有一个叔叔在第一次世界大战中丧生了，还有一个阿姨死于大流感（大流感夺去了当时大约 1% 的美国人的生命，相当于今天的 330 万人）。这家人很担心他们的孩子，因为这个月，麻疹、腮腺炎、水痘和猩红热在他们的社区肆虐。猝死对他们来说并不少见。

平均寿命：白人男性 57 岁，白人女性 65 岁，黑人男性 46 岁，黑人女性 47 岁。

1950年的典型家庭

这个家庭的母亲二战期间在一家炸弹制造厂工作，由于某种无法解释的原因（现在认为是因为炸弹和子弹制造过程中产生的具有铅毒性的烟雾），她的记忆出现了问题。父亲参与了曼哈顿计划，后来在 60 岁时被诊断出患有甲状腺癌，这是制造核武器时受到辐射所致。突发心脏病等原因导致的猝死仍然很常见。但由于公共卫生措施的实施、新药物的研发、新治疗方式的出现和疫苗的开发（在这个时代，开发和测试一项新的疫苗需要 10～20 年时间），预期寿命得到了延长。同时，随着麻醉技术和手术标准的提升，手术也变得越来越安全。

平均寿命：白人男性 67 岁，白人女性 72 岁，黑人男性 59 岁，黑人女性 63 岁。（也就是说，自 1900 年以来的 50 年，平均寿命延长了 20～30 岁。）

1975年的典型家庭

这位母亲是第一批被某所医学院录取的女性之一，这所医学院之前只招收男性学生。在 67 岁时，她在一家大型医疗机构兼职。67 岁的她比高中毕业时重了 20 磅①，髋部和膝盖患有严重的关节炎。3 个月后，她将接受髋关节置换手术。她的丈夫曾在联合技术公司担任工程师，后来由于他所在的公司 3 次被转手出售，他又换了 4 家公司。他两年前退休了，但是只有很少的养老金和社会保险。他比高中毕业时重了 40

① 1 磅 =0.453 6 千克。——编者注

磅，患有 2 型糖尿病，因冠状动脉疾病接受了 3 次冠状动脉搭桥手术。他同时照顾着他 93 岁的母亲，他的母亲住在他们家的一楼，老人家的记忆力和认知能力正在逐渐衰退。他们有 3 个孩子，孩子们到 2022 年都已经 40 多岁了。

平均寿命：白人男性 69.5 岁，白人女性 77 岁，黑人男性 62 岁，黑人女性 71 岁。

2000年的典型家庭

这个家庭是再婚重组的家庭。重组家庭扩大了家族族谱，但是由于自 20 世纪 70 年代初以来，生育率稳步下降，总体来说大家庭已经不太常见了。家中母亲接受过 4 次膝盖软骨修复手术，父亲患有心脏病，需要服用药物。在这个时代，猝死很少见，但随着加工食品越来越多，肥胖率不断攀升，这对年迈的父母已经看到了这种情况对健康的有害影响。

平均寿命：白人男性 75 岁，白人女性 80 岁，黑人男性 68 岁，黑人女性 75 岁（近 50 年延长了 8～12 岁）。

2020年的典型家庭

父母是双职工。妈妈在一家机器人制造工厂做人力资源管理。爸爸在脸书做安全技术官，负责删除恐怖分子的帖子和网页。他们在 2017 年的一次网络安全招聘研讨会上相识。他们的孩子中有第一次结婚时生的孩子，以及两人在第二段婚姻中所生的孩子。大多数孩子的祖父母都健在，部分孩子还有健在的曾祖父母。生育率持续下降，在 2008—2009 年经济衰退期间尤为明显，经济复苏之后生育率也并没有提升许多。在大多数情况下，只有枪支暴力和毒品滥用才会导致猝死。肥胖率（19 岁以上的人群中超过 43% 的人患有肥胖症）正在飙升，心脏病和 2 型糖尿病的患病率也在飙升，但药物正在帮助人们治疗这些疾病。

平均寿命：白人男性 76 岁，白人女性 81 岁，黑人男性 72 岁，黑人女性 79 岁（不少年轻男性由于滥用阿片类药物而死亡，这致使男性平均寿命较低）。

在过去的 120 年里，美国人的预期寿命增加了 36 岁以上，首先是因为有了更好的卫生条件和其他公共卫生措施，其次是因为儿科疾病得到了更好的预防和治疗。近年来，由于加强了对通常出现在成年人身上的慢性疾病的治疗和管理，人们的预期寿命也得到了延长。[3] 正如这些典型的家庭揭示的，人类的福祉和生活水平不断提高，达到了过去 30 年无法想象的水平。我们期望这种改善能够持续并加速展开，因为作为一种文化，有史以来我们正第一次把注意力集中在衰老相关的医学问题和基础机制上。到目前为止，我们医疗工作的重点仍是年轻人和正值壮年的成年人，从后文的寿命时间线中可以明显看出这一点。

寿命时间线：医学上的重大进步

1920 年前后，人们对寿命的看法发生了根本性的转变。在那之前，主流观点认为，人类生来就只有有限的"体液"。我们的生命容量是有限的，心跳的次数也是有限的，当时间到了，当我们心跳次数耗尽了，我们就会死去。但是在 20 世纪 20 年代，人们意识到可以通过科学进步来延长生命，这改变了游戏规则。如今，卫生设施和医药的作用不仅仅是延缓死亡，它们还可以进一步延长生命和改善生命质量。这种观念的转变造就了今天所发生的一切，这些进步最终将使人类寿命实现指数级增长。

我们不再把我们的生命看作有一定寿限的了。我们意识到我们可以像修理木偶那样治愈我们自己：我们可以拯救生命，延长生命；我们甚至可以在生命的最后几年里通过提高生命质量来对抗不可避免的死亡；我们可以预防慢性疾病，甚至逆转它们，并且每年都能更"年轻"一些。

人类寿命的历史令人着迷，它记录了人们寿命的延长是如何与疫苗、抗生素等医学进步息息相关的。所以，跟我们一起踏上长寿之路吧，看看我们已经走了多远，并为我们未来能走多远而欢欣鼓舞吧。

表 1-3 寿命时间线（主要的医学进步）

1799 年	平均寿命：36 岁。第一支天花疫苗已经问世。这是预防医学领域在延长寿命方面的第一个重大进展。
19 世纪	阿司匹林的诞生可追溯到古希腊医师希波克拉底对柳树皮的应用。几十年后，它的应用远远超出了止痛，它还可以用于减少感染反应，预防中风、心脏病、痴呆和至少 13 种癌症。
1846 年	麻醉药品的出现使外科手术变得更容易忍受，医生们可以开展复杂的手术，手术也更容易获得成功。外科手术不再像过去那样，需要 4 个壮汉在家中把你按倒。在过去即使这样做，手术持续的时间也不会超过 10 分钟。
1850 年	导致死亡的 5 大疾病是肺结核、痢疾、霍乱、疟疾和伤寒，它们都是传染性疾病。
19 世纪 60 年代	卫生设施成为公共卫生的焦点——这可能挽救了数百万人的生命，因为许多早亡都被归咎于不清洁的水和环境。清洁的水可以实现有效的手卫生，而手卫生的推广减少了疾病的传播。
19 世纪 90 年代	心脏手术被发明出来。
1900 年	平均寿命：47 岁。社会缺少医院和医疗设施。麻醉药品和手术仍然存在风险和困难。导致死亡的 5 大疾病（肺炎、肺结核、腹泻、心脏病和中风）包括 3 种传染性疾病。
1907 年	第一种抗菌药物被发明出来，这标志着诸如青霉素等具有抗菌能力的药物开始被发现，它们有助于延长预期寿命和实际寿命。
1917—1919 年	西班牙流感在地球上肆虐了 6 次，导致了 1% 的人口死亡，使人口平均预期寿命缩短了 8～12 年，短至 40 岁以下。3 年之后预期寿命得以恢复。到 1923 年，白人女性出生时的预期寿命为 55 岁。
20 世纪 20 年代	人们发现疫苗可以预防结核病和百日咳等疾病。
1921 年	胰岛素被发现。
1928 年	平均寿命：55 岁。
1933 年	在大萧条时期，由于实验动物缺乏足够的食物，人们发现限制老鼠的热量摄入反而可以将它们的寿命延长 30% 以上。
1938 年	美国联邦食品、药物和化妆品法案通过，它们使药物在美国更有可能造福于人，而不是伤害人或缩短人的寿命。
20 世纪 40 年代	青霉素被用于治疗感染。
1942 年	心脏起搏器的原型机被研制出来。
1947 年	人工肾脏被发明出来。一项关于芝加哥公共雇员会（天然气、电气和自来水公司）成员健康行为和健康结果的关联研究正在如火如荼地展开。这项研究对员工进行了跟踪调查，直到他们去世。

不老时代

	该研究结果证实，那些在退休之前就有健康的行为的员工，平均寿命增加了 30%，同时在其剩余的生命期间，其医疗费用降低了 50%。
1954 年	第一例人体器官（肾脏）移植手术成功开展。
1955 年	第一支脊髓灰质炎疫苗问世。
20 世纪 60 年代	腮腺炎疫苗和麻疹疫苗问世。
1967 年	CT 技术使得人们无须通过手术切开身体就可以看到体内的器官。
1975 年	平均寿命：72.6 岁。
1983 年	医学专业人员和护士健康研究启动，这些研究陆续证实个人的健康选择，如饮食和锻炼，会在很大程度上影响寿命。
20 世纪 90 年代	研究发现，限制热量的摄入有助于延长大多数实验物种的寿命。
20 世纪 90 年代中期	他汀类药物被证实可以减少动脉粥样硬化。
2000 年	平均寿命：78 岁。
2000 年	导致死亡的 5 大因素是心脏病、癌症、中风、肺病和意外事故。
2002 年	糖被认为是炎症性疾病的主要原因。
2003 年	人类基因组计划宣告完成，为未来对减少疾病风险和延长寿命产生深远影响的基因技术发展铺平了道路。
2006—2009 年	烟草法律和税收被公认为是减少吸烟的有效手段，吸烟是导致癌症的主要原因之一。
2016 年	对含糖饮料征税的举措开始在伯克利、纽约和费城等大城市实施，这些饮料可能增加健康风险。
2016 年	平均寿命：80 岁。
2020 年	新型冠状病毒开始肆虐，70 岁以上的或者患有其他共病（如肥胖、糖尿病、高血压、肺部疾病和心脏病）的人口的死亡率攀升。
2020 年	疫苗平台的搭建可以在几个月内完成，以更快地应对未来的病毒，并有望减少未来流行病对死亡率的影响。利用干细胞、抗衰老药物和主要的衰老研究领域的其他突破，动物模型的寿命呈现出指数级增长（相当于人类寿命增加了 30～70 年）。我们相信，其中一些方法将通过人体安全性和有效性测试，在 10 年内人类的预期寿命将延长至少 30 岁。
2021 年	新型冠状病毒使美国人的预期寿命下降了 1.5 岁，从 78.8 岁降至 77.3 岁，但随着人们逐渐接种疫苗，预计这种下降趋势是暂时的。

重新定义衰老

我们的信念：未来 30 年人类的生活将比以往任何 30 年都更加难以想象。摩尔定律对过去 50 年计算机产能的描述（微芯片速度提高而成本降低），在未来 30 年内也可被应用到人力资本的产能上（从技术、教育、能力和劳动属性所产生的经济价值的角度进行衡量）。在过去 100 年里，人类能有效工作的时间延长了 25 年。我们预计在未来的 10～30 年里，有效工作的寿命至少还会延长 25 年。

鉴于此，对你来说最重要的一点是，你必须对新的人口范式持开放态度。从表面上看，活到 130 岁或活更久听起来可能并不那么吸引人，尤其是如果这意味着，当你晚餐吃的是豌豆泥时，你衰老得根本听不到夜班护士告诉你这是豌豆泥而不是开心果布丁，而你又不记得自己是否喜欢豌豆，或者自己是否有孩子。

但是未来的长寿世界不是这样的。

把这个新世界想象成你自己版本的希波克拉底誓言吧，它恳求医务专业人员"不要伤害"。你会成为自己的私人专家，以帮助其他协助你处理问题的专业人士。在"重启"时代，我们都应该坚持同样的原则。你可以把它看作"重启"时代的誓言：通过你每天生活方式的选择和决策，不对健康造成伤害（这是第四部分的主题）。在过去，随着预期寿命的增加，人均收入和社会福祉（以及生活的乐趣）将有所增加，社会不平等将会减少。因此，当延长有效工作的寿命成为一种常态时，你和整个世界将在物质和经济上变得更加富足，而我们将真正有机会减少社会的不平等。

在看了这些医学进步的时间线之后，我们可能会忍不住期待未来的科技会催生一种神奇的设备，无论我们摄入什么，无论我们怎么锻炼，都能使我们保持健康。但我们也需要自己帮助自己——这就是本书的立论基础。具体来说，这意味着以下几点。

1. 后果持续时间越长，个人决定（好与坏）就越重要。想象一下当人们的预期寿命在 50 岁（甚至更年轻）时，糟糕的生活方式可能会减短你的最终寿命，但它们也没有那么重要，毕竟你的寿命没有那么长，所以你可能就不必长期忍受这些后果。

但是，如果你现在选择了错误的生活方式，由于各种医学的进步，你的寿命延长了，会发生什么呢？这意味着你的这种低质量生活会持续更长的时间。

假设你做了一个选择，比如选择了不良的饮食习惯，这会导致你超重，从而使得你的能量代谢水平降低。现在，你必须以低能量代谢状态生活 80 年，而不仅仅是 10 年。或者考虑一下与年龄有关的体重增加。大多数人随着年龄的增长，平均每年增重 1.25 磅（这是全美国的平均水平，也是所有发达国家的国际平均水平）。[7, 8, 9] 虽然这对 45~75 岁的人来说似乎并不算很多，但如果这种变化发生在 45~120 岁之间的漫长岁月中呢？那可是94磅，远超过37磅，随之而来的，还有额外的医疗和生活负担。对于60岁的人来说，如果平均体重增加30磅，那么他们因感染新型冠状病毒而住院的风险就会增加一倍以上，从3.6%增加到7.2%，并且死亡的可能性也会大大增加。[10]

所以现在把这种情况反过来吧：做出正确的选择，你就会在同样的年龄跨度上过更有活力、更有力量、更有能量、更快乐的长寿生活。你的正确决定持续的时间越长，你就会越长寿、越年轻。选择权在你。

2. 医院需要改变。它们曾经被认为是生命终结的地方，后来被认为是处理创伤的地方，再后来被认为是用抗生素治疗严重感染、通过根治性手术治疗重伤的地方，接着又被认为是用最少的药物和微创手术带来最大治疗效果的地方。

从社会角度来看，我们需要看到我们——包括医学界——在健康观念上的转变。医院不应该只是病人的集中地，而应该在人们解决了治疗或康复中的重大问题后，成为健康中心。也就是说，医院需要把重点放在疾病预防上，放在健康优化上，放在让我们的身体恢复活力的机会上。越来越多的病人将在家中康复，因为医院将为你提供在家中的康复设施和服务，而且价格更便宜。此外，随着生育率的下降，我们预计儿科和产科的运行将更加平稳。随着寿命的延长，我们也将看到整形和整容手术的增多。

当医院、经过重新设计的药店CVS、沃尔格林药房等变得更接近健康中心而不是治疗中心时，我们的健康文化就不再是一种被动接受药物和医治的文化了，而会变得更加主动——在问题出现之前就开始认真对待我们的健康。

这种思维和实践上的转变是"重启"时代发展的必要组成部分，因为它将在个人和医学界之间建立一种伙伴关系，以全面、整体地思考健康和长寿。

3. 这次伟大的社会颠覆会经历波折，但平均而言，每一天都将对社会产生积极影响。面对每一次社会颠覆我们都需要一些时间来适应（还记得第一代手机、电视和计算机吗），同样的道理也适用于"重启"时代。预期寿命的这种变化将影响经济、医疗保障系统、医疗保险、政府政策和家庭结构（"是的，你的曾曾曾祖母要来参加你的生日派对，她要开车送你的祖母"）。改变并不容易。但重要的是要记住，社会将从这种更大的转变中受益，因为它肯定会带来更多、更好的人力资本（衡量人们的技能、教育、能力和劳动属性将对其生产能力和收入产生何种影响的指标），而且人力资本会为自身买单。

怎么做？我们以钱为线索进行分析。

- 如果今天美国 1.5 亿劳动者中，每一个人都因为更健康的生活方式而每年多工作一天，每个劳动者每天创造的 GDP（国内生产总值）按大约 600 美元计算，那么这些额外的工作日每年将创造约 900 亿美元的 GDP，这意味着联邦税收收入每年将增加 150 亿美元，联邦政府和地方政府的税收每年将增加近 90 亿美元。

- 如果目前工作的 2 400 万 55 岁以上的劳动者中，每个人都因为健康状况的改善而多工作一年（比如，到 66 岁退休而不是 65 岁），那么美国每年将增加 3 400 亿美元的 GDP，并增加近 600 亿美元的收入。

- 如果这些劳动者再工作 5 年，每年对 GDP 的影响将接近 1.5 万亿美元。这很容易实现，因为"重启"时代的到来，劳动者的健康状况会变得更好，与今天相比，过早死亡的劳动者会变少。事实上，我们预测的 2.5% 的增长率还比较保守。

- 换一种理解方式是，目前一个典型劳动者通常有约 40 年的职业生涯，如果他们再多工作一年，他们的职业生涯就会增加 2.5%；如果他们再多工作 4 年，他们的职业生涯就会增加 10%。这些额外的工作时间集中在他们的职业生涯后期，而由于他们在多年工作中所积累的知识和判断力，他们在这几年将最富有生产力。这意味着在这些延长了 2.5% 或 10% 的工作时间中，这些劳动者的产出和纳税将大幅增加。

与为了增加预期寿命所付出的额外成本相比，这些新增的收益将远远大于成本。[11] 在过去的每一个社会阶段，人口寿命的延长都能改善个人和社会经济状况（甚至比教育的影响更大）。如果我们明智地使用这些额外的资源，我们就能过上更长寿、更健康的生活。（事实上，如果要健康地多活25～30年，我们选择多工作5～15年就是有意义的。）

在这个美丽新世界，人力资本将成为我们创造、维护和收获的资产。这意味着一方面我们能够负担得起长寿人生，另一方面我们也承担不起拒绝长寿的后果。当然，养老金支付等政府政策也需要改变。新的劳动力——比实际年龄看起来要年轻得多的老年人——将提高生产率，延长工作年限。而与此同时，他们将享有更长的健康时光，增加消费活动，并缴纳更多的税款。这对每一方来说都是有利的。

即使我们错了，哪怕目前的线性寿命趋势持续下去，这也意味着今天20多岁的年轻人能健康地活到90岁出头。如果与衰老机制相关的新兴医学研究在未来15年有所突破，那么这些20多岁的年轻人将活到110岁，也就是说，他们每隔10年就能够再多活3年。这将释放出巨大的经济增长潜力，因为劳动力整体上将经历更长的"黄金期"。而我们其余的人将更有动力和时间去消费，这反过来又催生了新的就业机会，增加了产出的需求。

这种增长将轻松抵销长寿的成本，就像19世纪末人类寿命开始延长以来的情况一样。自19世纪80年代以来，出生时人口预期寿命平均每10年增加2.5岁。这些人口过去没有、将来也不会成为社会的破坏者；相反，他们会成为有能力的生产者。是的，虽然我们65岁以下的担负退休人员和高龄老人的赡养成本的人口会减少，但我们每个人都会有足够的资源来支付这些成本。而且处于黄金年龄的人口的数量将几乎是现在的两倍。虽然分担这些负担的具体机制肯定会成为激烈政治斗争的根源，但与更大的变革相比，这只是次要的问题。

长寿不是问题所在，它是解决之道。长寿是下一个颠覆浪潮。

4. 我们都需要完成心理和生理上的转变。当重新定义长寿的概念时，我们需要考虑仿生细胞、循环系统以及身体的各种生理功能。但另一方面，其他因素也会挑战我们的衰老模式。退休会是什么样子？还会有传统意义上的"退休"吗？是否会出现一种新的职业体系——职业生涯的早期、中期、晚期将被重新划分？家庭结构会是什么样子？是否会有更多的混合型、高龄型新家庭出现？

当我们考虑到诸多影响衰老的生物因素——DNA、表观遗传开关、胚胎干细胞以及其他让自己变得更年轻的方法时，重要的是要记住，人际关系和人与人之间的联结将继续在我们老去的过程中发挥重要作用。[12, 13, 14, 15]

在讨论未来时，科技和医学进步的作用可能会掩盖掉重要的事实，也就是幸福和健康的关键：

我们是人类，我们生来就是要与其他人产生关联的。
这就是为什么我们想活得尽可能长久、年轻、有活力。

5. 你的伙伴和个人使命也很重要。你不能仅仅因为衰老科学发展得如此迅速，就忽略其他影响你健康和寿命的"软"因素。社会关系和对生活的热情也会对你的健康和寿命产生影响。

虽然它们可能不会像干细胞和机器人相机那样占据新闻头条，但当你考虑衰老将如何改变你的生活时，社会关系是值得思考的。在本书中，我们将花时间研究这些心理、情感和社会因素，因为它们确实会改变你大脑和身体的运作方式。

第二章

健康的未来，世界的未来
我们对于 2050 年世界的展望

多年前，我们从未料想过有一天我们会在手腕上戴上比 20 世纪 60 年代的 IBM 360 还要强大的计算机。[1] 我们也无法预测到现在你可以随时随地拥有成千上万种娱乐选择，或者用 3D 打印机制造身体器官。那么，未来 30 年的生活会是什么样子，我们该如何想象呢？有些变化是如此之快——呈指数级增长——以至于我们真的难以想象。我们的生活方式是否会更接近科幻小说中的描述，比如我们的某些身体部位是机械的？我们可以乘坐宇宙飞船穿梭太空？我们的每一次心跳都会被即时分析？手机会被植入我们的耳朵？这样的幻想会成为现实吗？

很多想象中的场景十分诱人，我们可以乘坐私人直升机飞来飞去，所有的工作都将由机器人完成，所有的疾病都会被根除，针对会引发流行病的潜在病毒的疫苗将问世，一旦有需求，它们将在一天内被迅速地发放到每个人手中。人人都会拥有健康的体魄和完美的身材。但这在很大程度上是不可能的。人们仍然会自我怀疑、暴饮暴食、酗酒、吸毒、缺乏锻炼，受到不可控压力和不安全因素的影响。也就是说，我们仍然可能面临大量糟糕的选项。

人类的行为很难预测。我们早就知道酗酒、暴饮暴食、吸烟、吸毒等有害行为会缩短人的寿命。但就像脊髓灰质炎、腮腺炎、麻疹、非典型肺炎以及其他许多传染病在很大程度上得到了解决一样，很多问题也将得到解决。

这意味着我们正处于一个关键的决策点：是变得更健康并保持更健康，还是变得更脆弱，承受那些明明可预防的、由生活方式引起的慢性疾病或者相关的共病所带来的后果。那些选择前者的人将获得更长久、更有价值、更充实和充满更多乐趣的生活。

当展望未来时，我们不会去臆想飞行汽车、超声速电梯或其他科幻小说里的情节。我们将基于数据、发展趋势和目前能获得的最好的支撑证据，来尽力对 30 年后的生活进行预测。

尽管出生率会下降，但人口将会持续增长

尽管出生率在继续下降，但美国人口将以 1.05% 的年增长率增长，增加 1.175 亿人口（许多其他发达国家的人口数

将减少）。随着独居人士和群居生活的增加，每个家庭将有约 2.2 人。尽管你可能正在阅读有关人口下降的报道，但我们预计未来 30 年人口将大幅增长，人们的寿命将更长，人们的生活将更健康。

1/4 的美国人将超过 76 岁

随着"重启"时代的到来，你将开始看到人口结构发生戏剧性的变化（见第 10 页的图表）。目前大约有 4 500 万 30 多岁的美国人，他们中的绝大多数在 2050 年仍将健在。此外，未来 30 年净移民将使这个年龄段的人口再增加 100 万。同样，在目前 60 多岁的人中，约 74% 的人（包括净移民）将活到 90 多岁。目前大约有 230 万人年龄在 90 岁或以上，其中 25 万人（包括该年龄段的移民）可能活到 120 岁甚至更长寿。

今天，我们遇到的人中有 38% 的人年龄在 30 岁以下，而到 2050 年，这一比例将低于 30%。虽然今天只有 11% 的人超过 70 岁，但到 2050 年，我们预计整个人口中将有 26% 的人超过 70 岁。这意味着如果按年龄计算，年轻人将变得相对稀缺，而老龄化将成为普遍现象。这引发了一个问题，即是否会有足够多年轻的初级劳动者来满足日益老龄化的社会的经济需求。这也凸显了一个事实，即我们的宏观经济结构将继续演变，由于初级劳动者的相对稀缺性，他们的收入将获得意想不到的提升。

　　随着人口结构持续发生变化，消费趋势也将发生改变。到 2050 年，70 岁以上人群的消费欲望将超过 30 岁以下人群。因此，70 岁以上人群的消费行为将增加，其政治力量也将经历前所未有的增长，并且他们的身体能力也足够优秀，足以充分利用自己的财务资源。（有人推测，他们的购买欲望将更接近于现今 50 多岁的人，而不是现今 70 多岁和 80 多岁的人。）因此，虽然旅行支出和退休养老的支出肯定会增加，但它们可能远低于人们的预期，因为许多老年人仍将积极就业。整形手术和皮肤基因重启无疑将蓬勃发展。黄金年龄重启创造了相应的消费模式，而零售商将为该模式服务。

我们将经历下一次房地产繁荣

　　与年龄重启相伴出现的好处开始显现，随着老龄化人口的逐年增加，住房每年需要新增近 200 万套。这将使住房存量比现在的 1.4 亿套增加约 40%，同时向年轻人群和 90 岁以上的人群倾斜。随着人们越来越健康，寿命越来越长，他们的工作时间也会越来越长。这意味着他们将在家中多待 7 年或更长时间，然后才会考虑是搬到阳光更充裕、更温暖的地方养老，还是在离自己老家更近的地方养老。虽然许多人会在退休后搬家，但更多的人仍会留在当地，或者待在他们目前的住所附近，以便与同样健康的朋友和家人联系。因此，对丰富、充实、有意义的社会生活的渴望不仅将推动"阳光地带"的房地产市场增长，也将推动当前大城市的房地产市场增长。我们猜测，新的独栋住宅中的卧室会减少，但房间会更大，设施也会更好。

我们还可以设想这样一个世界，人们的居住结构将与现在大不相同，会出现更多的"多家庭"模式住宅。我们预测，未来的住宅将拥有更大的卧室和浴室，以及面积较小的个人生活区域，供 6~12 人居住。许多人将选择在共有且共享的公共空间中度过他们的大部分时光，这些空间配有娱乐、餐饮、教育、日托等服务。此外，"租用"共享环境将变得更加普遍（特别是在老年人社区和"阳光地带"社区）。

新型教育模式将激发第四职业

人们将在 30 岁之前完成教育。但在 18 岁、22 岁或 27 岁（取决于你的目标是上完高中、职业学校、大学还是博士后）之前完成学业的紧迫性将随着预期寿命的延长而减弱。（年轻人也会有更多可以用来游历的"间隔年"，毕竟他们可以接受来自更富有、更健康的祖父母的资助。）尽管我们怀疑，很少有 50 岁的人愿意背井离乡，"重返校园"，但他们仍需要学习新的技能。尽管到目前为止，在线学习模式还良莠不齐，但可以肯定的是，细致的虚拟培训项目会不断发展。虽然这种情节出现在电影里会很可爱，但我们并不指望 70 岁以上的人认真学习的趋势出现爆炸式增长。教育并不总是对老年人有吸引力。但关于第二职业、第三职业，甚至第四职业的再教育肯定会出现……因此，教育工作者需要弄清楚如何让这个过程变得有趣。

虚拟医疗将成为常态

我们想象这样一个世界，在这个世界里，你的许多医疗问题都将通过虚拟的方式得到处理。你身体上的监视器将和可以诊断和治疗各种疾病的医疗设备连接在一起。这将是一种近乎实时响应的个性化定制体验。这可能意味着在心脏病发作之时立刻得到救治，或者在肿瘤长大之前及时检出。但是有关饮食、体育运动、压力管理、友情、激情等其他于你有利的选择仍然需要你自己做出。

医美将从"重启"中受益

这是一个在未来30年将经历爆发式增长的行业。如果我感觉自己的状态只有40岁，那么我会想用我70岁的经济实力，通过医美技术让自己的行为和外表都更接近40岁。面部提升、微整形、注射药剂、护肤品、高科技塑形等改善体型和整容修复的方式将会比比皆是。

我们大多数人的生活水平将会提高

根据历史增长率，每个家庭的实际 GDP 将比现在高出约 55%，这意味着消费者和社会购买力将出现难以想象的增长。试想一下，如果每个人的购买力都提高 55%，我们今天可以做些什么。此外，随着"重启"时代的来临，慢性疾病所带来的负担得到减轻，8 000 多亿美元将被腾出、用于其他开销。"重启"时代从健康花费中节省下来的 10% 的资金相当于每人 1 600 美元。医疗成本的降低和工作年龄的延长会带来惊人的生产力，即人力资本的变化将使经济蓬勃发展。

但不是每个人都会如此

健康和财富方面的分化可能比以往任何时候都要大，这是由于年龄的增加会对健康和储蓄产生复合效应，同时某些人的错误决策将进一步加剧这种两极分化。[2] 那些不积极采取更健康的生活方式的人将更容易罹患慢性疾病，而其余的人则会过得更健康。这不仅会让健康的人有更长的工作年限并获得更高的收入，而且更高的收入也意味着更多的储蓄。那些明智储蓄的人的储蓄时间也将进一步延长。复利的"魔力"会将长期工作的健康储蓄者的财富水平提高到难以想象的高度。

好消息是，社会的资源将大幅增加，明智、健康的储蓄者将能够享受舒适、长寿的生活。坏消息是，随之而来的不可避免的社会分化将有可能使人形成一种"我们/他们"的思维模式。这种贫富差距拉大的可能性迫使强制储蓄计划成为必要，该计划目前已经在澳大利亚等几个国家实施（最近在美国众议院获得了压倒性的两党支持），以帮助最大限度地减少财富差距。我们相信，这样的计划将传播到美国（以及世界其他地区），随着人类寿命和黄金年龄的增加，该计划将帮助减少社会不平等。这种强制储蓄计划面临的挑战是，左派人士并不支持这种计划，因为他们认为"社会"应该支持人们退休，而右派人士则认为不应该强迫人们储蓄。结果可能是高效的强制性储蓄计划并没有获得显著的支持。虽然我们理解两种观点，但我们相信强制性退休储蓄计划将是有益的，因为它解决了很多人不够自律和金融知识不足的问题。但我们承认，这是一个在政治上存在困难的提案。

改善健康状况是解决联邦预算赤字的一种方案。这一赤字发生在 21 世纪 10 年代末和 21 世纪 20 年代初，主要由支出大幅增加、税法改革和疫情暴发所需的救济导致。该方案将大大减少针对退伍军人、政府雇员和医疗补助/医疗保险受益者的财政支出（人均成本将降低，因为随着人们健康时间的延长，医疗护理的需求将会被推迟）。

表 2-1 不同年龄段人群的差异

随着社会的变化，基于你的年龄和不同人生阶段，人们生活的态度和方式也会随之变化。以下是我们的一些预测。	
2050 年的 30 多岁 人群	在 2050 年，30 多岁的人面临的主要问题仍将与今天的同龄人非常相似：寻找伴侣、成家立业、寻求工作与生活的平衡，与朋友和心爱的家人（不少家人可能和他们没有血缘关系）发展更深的情谊。他们仍然会工作、纳税，在处理不断扩大的家庭的琐事过程中体验快乐和挫折。他们的孩子更不易生病，并且将拥有比以往任何年青一代都更加健康的体魄。他们的父母不仅将受益于传统医学的进步，还将从基因重启技术的应用中获益，由慢性疾病带来的经济负担将会减少。
2050 年的 六七十岁 人群	60% ～70% 的人将仍然在岗位上工作，因为他们意识到更长寿、更健康的生活将需要更强的财务实力。他们的孩子和孙辈将是有史以来最健康的人群。那些六七十岁的人将受益于基因重启技术，他们的寿命会因此延长 15～30 年，无论是通过将心脏组织上的创伤转化为协调收缩的心肌细胞，还是通过大幅降低慢性疾病的发病率和严重程度。基因工程也可能使与吸烟、毒品和酒精有关的危害大大减少，哪怕不能逆转这种危害。这群人不仅拥有他们随年龄增长而积累到的智慧，还将拥有今天 35 岁的人的健康和活力。他们的黄金岁月将会增加。
2050 年的 90 多岁、 100 多岁 人群	当如今的婴儿潮一代（在本书写作时年龄最高达 75 岁）活到 100 岁时，有些人仍会继续工作，有些人的健康状况会接近现在 50～65 岁的人。他们将拥有更多的财富来支持他们的生活方式，而在基因工程的影响下，他们会更健康，从而释放出大量的财政资源。在 90 多岁的时候，一些人仍然享受着父母的照顾，另一些人将照顾他们 120 岁的父母。这一群体健康状况的改善和流动性的提高将使他们有机会过上更积极的生活，享受与他们的孩子、孙子、曾孙甚至玄孙在一起的生活。许多人甚至可以追求新的职业或创业。

随着人们变得更长寿、更健康，特别是在没有慢性病共病的情况下，医疗支出的增长将明显落后于 GDP 的增长。这意味着，人们所担心的因人口老龄化而导致的联邦赤字激增永远不会发生；老年人的医疗保健支出将被推迟至少 20 年，

这些钱可以用于退休养老金计划和其他生产性活动。健康状况的改善意味着我们本来在 50 岁、60 岁和 70 岁时用于医疗护理的钱，在接下来的 20～30 年里都不再需要被用于医疗护理了。这些钱可以被用来投资，也可以花在其他的非医疗行为上（休闲、住房、教育、技术等）。

至于今天累积的美国联邦赤字，它们只占美国公民当前净财富的 20% 左右。也就是说，我们的社会对未来几代人来说是一个净捐赠者。从某种背景下来看，目前 24 万亿美元的联邦债务只相当于联邦一年的 GDP。更重要的是，与我们 120 万亿美元的家庭财富相比，这是小巫见大巫。这意味着，我们可以用一年的收入偿还债务，也可以用我们的资产偿还债务，这样还能剩下 96 万亿美元的有形财富。此外，由于美国经济的现值（当前财富加上 GDP 的未来值）约为 800 万亿美元，目前的联邦债务仅占我们经济现值的 3%。这不是我们能否负担得起的问题，而是"谁来买单"这一更难解决的政治问题。而且一直以来，大多数人都希望别人来买单。毕竟人性不会随着时代变化而改变。

我们还将看到固定收益养老金计划完全转向固定储蓄计划。这将增加员工的储蓄，为人们提供更大的财务保障。老年人的退休生活可能不会像他们想象的那么奢侈，尽管他们的生活比以往任何一代的退休老人都要好得多。毫无疑问，许多今天的婴儿潮一代将在他们上一代人去世时继承遗产，他们也将从中获益。

第二部分

迷人的科学

即将席卷世界的医学突破

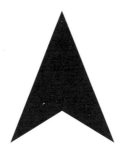

今天，我们经常会读到关于无人驾驶汽车和月球上的酒店等对未来现象的描述，这也解释了为什么接下来几章的内容尽管看起来并不令人震惊，但很容易被认为是异想天开。为什么？因为仿生人的时代终于要来了。联邦政府层面针对衰老机制的研究的投入（也是该研究主要的支持力量）正在逐渐增长，从 2012 年的 18.07 亿美元增加到了 2020 年的 37.38 亿美元。[1] 如果算上其他增加的经费投入，这一增幅还要大得多。与长寿相关的专利数量从 2009 年到 2014 年增长了 400% 以上，而从 2014 年到 2019 年则又翻了两番。[2]

由美国国家老龄化研究所、私人基金会和制药公司支持的长寿研究科学家组成了"铁三角"，他们将医学、生物学和工程学结合，致力于打造更健康、修复力更强的人类体魄。这项研究在世界各地都在进行，它尤其关注如何改造我们的身体，让身体机能更好，修复损伤并延长人类的青春。

整个过程从细胞开始，细胞是我们身体的基石。我们每个人都有数万亿个细胞，这些细胞包含着我们的 DNA。而我们的 DNA 携带着遗传信息，控制我们身体的运行方式（并决定我们之间的相似性和差异性）。

人体有许多不同种类的细胞——神经细胞、皮肤细胞、白细胞等。它们在机体中所处的位置不同，发挥的作用也各不相同。这些不同类型细胞中都有线粒体，它被称为细胞的"发电厂"，可以将食物转化为能量，帮助身体正常运转。

正如你可能会想象的那样，生物的基础结构十分复杂，无数的过程和细节都可能会出错。细胞可能会被病毒或细菌感染，也可能被毒素攻击并发生转化，进而发生癌变。或者，随着时间的推移，细胞会逐渐损耗，出现大多数与衰老有关的问题（类似于你的身体生锈了）。我们的医学进步已经帮助人们解决了不少这样的问题。

如今的医学进步让事情变得更加振奋人心了。研究人员现在专注于通过两种不同的方式影响细胞的发展：恢复细胞活力以及细胞再生。[3] 下面我们来简略地讲讲它们的运行原理。

恢复细胞活力：通过帮助身体系统"呈现"出年轻的状态来减缓衰老过程。这个过程会对身体的基础结构产生影响，类似于通过按摩放松肌肉，或者给汽车引擎换润滑油。这个过程可能不会真的像给车换个新引擎一样给你换一块新的肌肉，但这个减缓衰老的过程可以帮你延长和提高现有系统的性能。

这个过程可以发生在细胞层面上。通过某些程序或治疗，我们也可以"按摩"细胞，或为细胞"更换润滑油"，以延长其活性和寿命。细胞可以因此而呈现出更年轻的状态，并且寿命变得更长，这种"回春"模式可以直接延缓衰老。

细胞再生：还有什么比让细胞表现得"更年轻"更好呢？那就是让它们真正变年轻。这就是我们所说的细胞再生。如果科学家真的可以改变细胞，改变线粒体，改变控制 DNA 的开关，你是不是就可以恢复你的出厂设置，变得更年轻了？现在，我们已经在老鼠和狗身上进行这样的实验了，即把它们身上衰老的细胞更换为年轻的细胞。

但这一过程不仅仅是延缓衰老或是让人健康地老去。对衰老机制的最新研究进展使我们相信人的寿命将有一个大的飞跃。以下是未来可能会影响衰老的一些比较突出的因素：

- 无免疫原性的干细胞制备
- 间歇性禁食下的自噬作用
- 抗衰老药物，包括治疗性的血浆置换
- 基因编辑
- 诱导组织再生
- 表观遗传重启
- 抑制肥胖，特别是从白色脂肪向褐色脂肪的转化
- 免疫治疗和免疫靶向治疗
- 刺激性高压氧疗法

- 光动力疗法和能量疗法
- 线粒体修复
- 微生物组重编程
- 仿生人体
- 蛋白质稳态

　　这就像为汽车安装新的引擎，或者在房子里安装新的管道——不仅仅针对你的某个器官，也针对你的整个身体。改变控制机器的开关，可以让机器在实际中运行得更持久，因为这样并不意味着继续损耗原来的引擎，而是更换了一个全新的引擎。当这个过程实现之时，我们的寿命会从线性增长变成指数增长。

　　接下来的几章将带你了解一些我们认为最有可能改变我们生活方式和身体运行方式的医学进步。

第三章

细胞变色龙
为什么干细胞是我们健康长寿的最大希望之一

在一系列心脏病发作后患上心力衰竭的人处境艰难：他们不能运动，必须降低钠的摄入量，也必须比平时更仔细地留意自己的饮食。

他们如果不遵循这些指导方针会怎么样呢？他们最终会因为失去能够有效泵血的心脏细胞而被送进急诊室（或更糟）。心脏疾病已经摧毁了他们的心脏细胞，纤维组织取代了它们；或者心脏细胞由于损伤而无法收缩，它们会导致邻近的正常细胞泵血紊乱，从而导致心脏泵血效率低下。心脏受损影响深远，它会导致呼吸困难——这几乎是必然的——因为肺部充满了液体。

处于心力衰竭阶段的人，预期寿命只有 18 个月左右，并且是不健康的 18 个月。[1]

在 2020 年 1 月，日本大阪大学的医生进行了世界首例诱导多能干细胞心肌移植手术。这项研究旨在使心脏病患者免受死亡的威胁。[2]

干细胞是人体的母体：所有其他细胞都源于干细胞。你的特化细胞——心脏细胞、神经细胞和其他所有细胞——都是从干细胞分化而来。

科学家们在研究中使用了一类被称为诱导多能干细胞（iPSCs）的干细胞。这些细胞由研究人员从成熟的细胞中获取，并且反向诱导为干细胞，之后这些干细胞便拥有了再分化的能力，可以通过分裂和发育实现再生。利用这项获得过诺贝尔奖的技术（也是日本研发的），科学家们从供体组织中提取了诱导多能干细胞，将其恢复到未成熟状态，然后将其放置于人体中。这些细胞随后就可以发育成任何类型的细胞，并帮助修复受损细胞。被植入心脏后，它们可以释放化学物质，帮助形成健康的血管，改善心脏功能。

在实验中，2 000 万～2 500 万个年轻、健康、强壮的细胞通过显微手术被植入研究对象受损、衰竭的心脏中。

科学家们对这些干细胞进行编程和培养，以产生原始心脏细胞。这些心脏细胞很神奇，它们不携带任何会引起排斥反应的免疫标记。

在 6 周内，这些细胞会代替原有细胞发挥作用，它们会从功能不良的细胞中获取蛋白质，并对其进行再利用。

经过 6 个月的观察，在前两名患者身上显示出这项技术生效了，它基本上逆转了损伤，使心脏恢复了年轻的功能。现在，让我们明确一点，我们不知道这种治疗方法是否对每个人都有效，也不知道治疗效果能持续多久。这些干细胞会分化成心脏细胞吗？它们会与邻近的细胞同步吗？这个过程是否适用于所有导致心力衰竭的原发病？

答案尚不清楚，但人们希望，这种干细胞再生技术可以延长预期寿命，不是仅延长几个月，而是几年，甚至超过 20 年。

一些医学科学家认为，到 2030 年，我们将能够将这种替代过程用于除脑部以外的任何器官、组织或结构。（尽管它也可以应用于大脑的某些部分：在 2020 年底，来自包括巴塞罗那大学在内的多个研究机构的研究人员从干细胞中开发出了可以注射到大脑中的神经元。[3, 4]）这就是我们未来生活的世界——在这个世界里，我们可以避开死亡的命运，延长自己的生命，拥有你 30 年前的活力。

这就是关于干细胞的医学进步所带来的希望。

* * *

我们喜欢把干细胞想象成一个模仿大师，一个可以模仿上千种声音的喜剧演员。这是由于胚胎干细胞可以分化为身体中的各种细胞。现在，科学家们可以把轻度分化的、特化为某一特定组织的干细胞，还原到人类生命早期只有 8 个细胞时的胚胎状态。这些细胞能够发育成任意类型的组织（或者至少是多种类型的组织），它们被称为"多能"细胞。它们可以摆脱自身可能引起排斥反应的特征（称为免疫原性），因此可以从一个人身上移植到多个人身上，并转化为特定的组织细胞，如心脏、肝脏或肾脏细胞。[5]

干细胞就像变色龙，可以适应任何需求。我们已经了解到这一点，但我们还没有弄清楚让干细胞完成逆转的整个工作机制。如果我们弄清楚了这一点，我们就可以不仅让你的心脏年轻 30 岁，而且让你身体的所有器官都年轻 30 岁。

到目前为止，要实现这一目的的方法可能来源于两个方向。

第一，你可以获取自己的干细胞。从自体骨髓中提取干细胞，在培养基中将它们培养成特定类型的细胞，然后将这些细胞注射到病灶部位，使其成长发育，最终形成全新的健康组织。这个发展方向伴随着几个问题。首先，你的身体在一生中只能产生有限数目的干细胞。其次，目前需要很长时间才能让提取的干细胞发育成具有特定组织标记的细胞（大约 3 周的时间，但这个时间正在逐渐缩短）。

第二，你可以从供体处获得健康的干细胞。这意味着你的身体可以接受供体的健康干细胞，这些干细胞会被注射到你的病灶区域。这种方案具有无限的可能性。如果心脏、肺、膝盖或其他部位出了问题，那么批量生产干细胞，清除受损组织，用健康的组织取而代之即可。听起来是不是好得令人难以置信？的确是这样，但目前最大的障碍来自免疫系统。对于干细胞来说，仅仅完成新生是不够的。它们还必须被你的身体接受，也就是说，你的身体不能将这些细胞视为外来入侵者并排斥它们。此外，要治愈某个疾病必须有足够的细胞——对于每个需要治疗的身体区域，所需干细胞的数量可能要达到上亿个（对于小动物来说，要实现心脏组织或软骨的再生，需要 1 000 万到 3 000 万个干细胞）。这是一个庞大的数目。（所有这些细胞都要有能力避开人体的自然免疫排斥过程。）

这正是来自世界各地的研究人员正在认真研究的问题——看看我们是否可以利用这些"印象派"细胞的特性来治愈受损和衰老的身体部位。

* * *

让我们退一步来看看科学是如何发挥作用的。你的原始干细胞是所有其他细胞（血液、大脑细胞等）的来源。干细胞也可以通过分裂和繁殖产生新的干细胞。

干细胞的原始性还表现在：它们可以介入并修复组织。但它们不是通过"拥抱"或者提供"智慧的建议"来做到这一点的，而是通过修复身体损伤、替换受损细胞或长出新细胞来达到目的。事实上，这几乎就是你身体所有部位愈合的方式。

当你擦伤膝盖或晒伤时，是干细胞，而非邻近皮肤的细胞来完成修复（假设你的血液供应是健康完整的）。当你心脏病发作、发生感染或体内出现其他的损害时也是如此。

外泌体中包含滋养干细胞的蛋白质，它可以促进干细胞生长，帮助干细胞分化成任何所需的新细胞，如心肌细胞、皮肤细胞、大脑细胞等。[6]关键在于：你需要健康的血液循环系统来完成这项工作，因为信息是通过血液循环从心脏传递到大脑的，这些信息会表明干细胞的去向。我们可以通过一个心脏移植的例子来了解血流对于干细胞的重要性。[7]一名女性的心脏被移植到了一名男性的身体中，如果这颗心脏出现了心肌梗死，若血液流动能够迅速恢复，那么这颗心脏就会利用来自男性的心肌干细胞进行自我修复，这些干细胞会在 6 周内变成新的有收缩功能的心肌细胞。是的，一开始的时候这颗心脏的泵血功能较弱，不能顺利地将血液输送到身体其他部位，但在 6 周的时间里，这颗患病的心脏会利用这名男性体内的修复干细胞长出新的心肌细胞，并产生大量的血供。

虽然我们曾经认为干细胞是长生不老的，但事实并非如此。研究人员发现，它们只能复制 40 ~ 60 次（被称为海弗利克极限）。[8]（一个表明你濒死的迹象是，你的干细胞末端——被称为端粒——太短了，无法进行复制。）因此，为了一次又一次地自我修复，变得更加年轻长寿，我们需要补充我们的干细胞供应。

还有一个障碍是：如果用于修复再生的干细胞太多，其中一些细胞无休止地分裂并癌变的概率就会增加。

我们在干细胞领域看到了一些成功和进步。例如，斯坦福大学的研究人员和神经外科医生找来了 18 名控制运动功能的部分脑区缺失超过 5 年的患者，并将干细胞注射到患者需要恢复的脑部区域。他们的报告显示，在 18 人中，7 人的运动功能有显著的恢复，这表明干细胞具有修复功能。（显然，当患者处于遭受脑卒中或脑损伤的初期时，血流恢复的速度不足以让他们自身的干细胞即刻修复他们的大脑，或者他们并没有足够的干细胞来完成修复。）[9]

突破性进展

最近的一项研究发现，当老年人在高压氧舱中通过氧气面罩吸氧时（每周 5 天，每次 90 分钟），他们的端粒长度增加了 20%。这一点很重要，因为端粒与衰老相关。端粒越长，你的寿命就越长。[10]此外，这项研究还发现，受试者身体中会引发炎症和免疫能力下降的细胞减少了，这些细胞是衰老的另一个标志。这项研究需要重复验证。请关注媒体或我们网站上的新消息，因为这些验证研究已经在进行了。

因此，有一种理论认为，如果我们能产生更多的干细胞，结合它们的外泌体生长因子，我们就能改善我们身体的修复过程。[11]

一些研究表明，间歇性限制热量摄入可能会对健康有益。

南加州大学的瓦尔特·隆戈和他的团队发现：当人们在第一天摄入大约 1 000 卡路里特定的低蛋白质、低碳水化合物的食物，在接下来的 4 天里每天摄入 750 卡路里的食物，然后继续遵循"地中海式饮食"时，体内干细胞的某些成分有了大幅增长。[12, 13] 有趣的是，这是一个偶然的发现，起因是实验室的工作人员错误地给实验中限制热量摄入的动物喂了食物。隆戈没有忽略这些数据，他想看看限制热量摄入和重新喂食之后会发生什么。这项研究是前所未有的，因为人们认为热量限制需要一直持续下去。但热量限制和重新喂食催生了更多的干细胞，它们能够让身体任何需要修复的部位恢复活力。

发现仅仅限制热量摄入就能延长寿命也是一个偶然。1933 年，在大萧条时期，康奈尔大学的科学家克莱夫·麦凯想让他的实验室维持运转，但没有足够的经费为所有的动物提供食物。于是，他让其中一半的动物的热量摄入减少了 35%。被迫限制热量摄入的老鼠比没有限制热量摄入的老鼠寿命长了 30%。[14]

从这一点来说，利用体外培养的干细胞使身体部位恢复活力似乎是一种针对特定身体部位的解决方案。也就是说，干细胞可以在身体的某个部位发挥作用，比如心脏、关节软骨或骨骼，却无法让你的整个身体和系统焕然一新。

你可能认识接受过"干细胞疗法"的人。在美国，干细胞诊所（当时创造了超过 30 亿美元的收入）被警告需要在

2020 年 4 月之前关闭，美国食品药品监督管理局长期以来一直警告人们要对诊所做出的承诺持保留态度，因为这些承诺很可能是未经证实的，而且有潜在的危害。

这些诊所对饱受疼痛困扰的患者（比如膝关节疼痛或患有关节炎的患者）很有吸引力。患者去诊所注射富含血小板的血浆以及他们的自体干细胞（从其骨髓中获取），其疼痛可能会得到暂时的缓解。问题在于干细胞的数量通常是微乎其微的。比方说，患者只获得了几百个细胞，而要真正消除疼痛、使人恢复活力需要数千万个细胞。但注射富含血小板的血浆可以减轻炎症，从而减轻疼痛。[15] 因为病人随后会感觉有所好转，这就让他们形成了"干细胞一定在起作用"的印象。也有可能是病人一直都在好转，而注射的时机刚好让人觉得干细胞起了作用。

患者痛感的缓解通常来自炎症的减轻——这几乎都是暂时的（除非你足够幸运，身体中出现了衰老细胞清除效应，见第四章）。因此，"干细胞治疗"通常只是在"割韭菜"。提供这种治疗的公司会收取患者相当大的一笔费用，每次治疗都要花费几千美元。

然而，从干细胞中获得长期抗衰老疗法的真正希望确实近在咫尺，即通过采集或受赠的方式获得足够的干细胞来恢复和治愈受损细胞。这是一种长期的修复，而不是暂时的缓解。

突破性进展

让血液干细胞在延长寿命的过程中发挥作用的一个挑战是：你需要大量的血液干细胞，而且需要特定类型的干细胞（被称为造血干细胞），这种干细胞数量稀少。巴塞罗那基因组调控中心和哥伦比亚大学的研究人员已经发现了一种蛋白质，它有助于大量培养这种干细胞（不仅是在体内，还包括在体外）。[16] 这些造血干细胞可以帮助治疗癌症、自身免疫性疾病等。有趣的是，研究人员使用了一种算法来识别能将某些造血干细胞重新编程，让其成为特定类型细胞的蛋白质。

第四章

细胞的魔法
重塑衰老细胞的长寿承诺

　　这听起来像是汤姆·汉克斯电影里的场景：巴蒂变老了，他不喜欢老去，他想慢下来，让时钟停摆。于是，巴蒂和一个巫师讨价还价，这个巫师许诺给他青春药水。巫师说，喝了它，你将会重获青春。巴蒂同意了。咕咚，咕咚，咕咚。"阿布拉卡达布拉，让衰老消失吧。"说完这句话，巴蒂又恢复了年轻：他的白发不见了，他变得姿态挺拔，肌肉强壮，身上的脂肪消失了，疾病也不见了。曾经的老态龙钟，变成了现在的生龙活虎。神奇药水能够带走衰老的细胞，并将它们转化成年轻的细胞。

　　在某种程度上，这发生在 21 世纪 10 年代初的梅奥诊所实验室里。[1]那里的科学家们正在使用一种基因技术去除衰老细胞，改善或消除小鼠体内的与衰老相关的疾病。但是，就像任何医学进步一样，在小鼠和／或大鼠身上呈现出来是一回事，在人类身上复制出来则是另一回事。这种飞跃通常比飞越大峡谷还要艰难，许多医学进步都以令人失望的结局告终。毕竟，一定量的橙汁就可以诱发小鼠的某些癌症，也可以治愈小鼠的另一些癌症，所以你不能仅仅因为这种技术或疗法在小鼠或大鼠身上起作用，就预测它会对人类起效。

然而，2020 年 5 月，有消息称，在奈德·大卫和茱蒂丝·堪比西的领导下，梅奥诊所旗下的联合生物科技公司用同样的技术和方法在人类志愿者中进行了第一期和第二期药物临床试验。[2]（虽然第二期临床试验失败了，但第一期试验的成功鼓励了该公司进行深入研究。）

他们是这样做的：在一项小样本量的研究中，对经磁共振成像证实的骨关节炎患者的膝关节注射了研究药物或安慰剂。来自最高剂量组的 12 名患者报告说，这种药物在至少 3 个月内消除了其 80% 以上的疼痛，让他们的膝关节至少恢复了 80% 的功能，这与那些接受安慰剂治疗的患者的情况大不相同。

疼痛、炎症和骨关节炎基本上消失了。

虽然这是一个非常小的样本，但结果相当令人震惊，尤其是对于关节炎这样一种疾病。当你失去有缓冲作用的软骨时，你的膝关节就会患上关节炎，你将不得不忍受疼痛，直到你忍无可忍。在发达国家，你可能会接受膝关节置换术。疾病会取得胜利，而我们人类则通过植入新的人工膝关节来对抗疾病。是的，人工膝关节可以很好地发挥作用，但它们不是你原来身体的一部分。你必须通过手术和一些通常比较困难的康复才能让膝关节恢复一定的功能，想恢复80%的功能更是难上加难。但是，有一针就能消除疼痛的方法吗？存在可以减缓时间的流逝，并且保留我们身体原来的部分，让其焕然一新的办法吗？这的确太具有诱惑力了，就像神奇的青春药水一样。

现在，这种药物在二期临床试验中失败了。但人们正在测试该类别中的其他方法，并在人体实验中取得了一些初步成果。无论如何，这不仅是一个关于膝盖和老鼠的故事，而且是一个关于潜力的故事：如果同样的药物和同样的方法可以应用于你身体的多个部位和系统，会发生什么？

让你的心脏焕然一新？你的大脑？你的后背？你身体中其他衰老的部位？

这是长寿竞赛的主要参与者之一——衰老细胞清除剂（senolytics）所面临的前景。"senescence"意味着变老的过程，而"lytics"则表示"对抗"。"senolytics"就是抗衰老的意思。

自2008年以来，对逆转衰老的衰老细胞清除假说的研究力度越来越大，相关的经费也越来越多。其基本任务是使用清除衰老细胞的药剂来捕获衰老或受损的细胞（这些细胞被称为衰老细胞或老化细胞）以减缓衰老过程。例如，来自加州大学旧金山分校的科学家们持续地将年轻小鼠的血液注入年老小鼠体内，他们发现年老小鼠的身体机能因此变得与年轻小鼠一样好。[3] 其中一个效果是年老小鼠体内干细胞及其生长因子的数量增加了。

该理论认为，衰老细胞会存在于我们体内，随着我们年龄的增长，它们的数量和影响力都在增加，对身体造成了许多破坏。（事实上，衰老细胞甚至在我们婴儿时期就已经形成了，但直到我们接近 30 岁时，它们才开始积累起来。）它们会引发炎症，而且更具破坏性的是，它们分泌的物质会使邻近的健康细胞衰老。[4]

你知道有句话叫"近朱者赤，近墨者黑"吗？这些衰老细胞就是"墨"。它们使健康的细胞老化。另一种思考这个问题的方法是观察一块水果是如何腐烂的。它最开始只有一小块区域腐烂，但随后腐烂部分会扩散到其他区域，然后邻近的水果也开始腐烂，直到整个果盘里所有的水果都变成棕色的腐烂果肉。

这就是衰老细胞清除剂如此有前途的原因：它的工作原理是清除这些使健康细胞老化的坏细胞。

当梅奥诊所的一组研究人员展示了他们在啮齿动物身上使用这种先进技术的研究成果时，结果令人印象深刻，也让人对未来感到乐观。他们展示了同龄、同窝的两只老鼠的照片。自然衰老的那只老鼠干瘪瘦小，看起来很老，而接受了抗衰老治疗的那只老鼠则活力十足，像高中啦啦队队长一样。不仅从外表你就可以看到差异，而且更重要的是两只老鼠身体内部的差异更显著。

其他研究人员报告称，经过抗衰老治疗后，老鼠的血液发生了很大变化，年长老鼠通过获得年轻老鼠的血液，周龄从 109 周转变成了 30 周。[5]

联合生物技术公司的膝关节实验之所以如此有趣，是因为它首次报道了这样的研究内容：药物被注射到人体的特定部位，在这个部位，衰老细胞被捕获，然后周围细胞的炎症得到了缓解，只注射一针即可达到这样的效果。疼痛基本上消失了，炎症也不见了（我们不知道是否真的有更多的关节软骨产生）。

如今，在衰老细胞消除研究方面，人们正在对各种身体部位进行许多有前景的实验。

例如，人们发现一种抗衰老的药物组合可以恢复患有湿性黄斑变性（这是最常引起老年人视力丧失的疾病）的动物的视力。[6] 相当于老年人类的高龄老鼠恢复了它们年轻时的视力。想象一下，当你 85 岁时，用抗衰老疗法阻止视力下降，然后对你的眼睛和眼部肌肉进行重新编程，这样你的视力就又可以和你 20 岁时一样好了。

另一项实验表明，抗衰老药物使脊柱椎间盘的水合作用得以恢复，而水合作用对于维持脊柱正常功能以及避免和减轻背部疼痛（这是美国人疼痛的主要来源之一，也是美国人就诊和缺勤的主要原因之一）是非常重要的。[7]

但最令人兴奋的是抗衰老治疗对心脏和大脑的影响。

心脏的泵血细胞需要与其他心脏细胞协同工作，才能最有效地将血液输送到全身。随着年龄的增长和细胞的老化，这种完美的配合可能会变得不那么完美。

如果你的心肌细胞不能在完美的时机收缩和舒张，你的心脏就不能有效地泵血。这就像两个钢琴家在表演二重奏时，弹奏出的音符相差了一秒钟。这样的音乐听起来会糟透了。就心脏细胞而言，时间上的微小差异意味着你会患上心力衰竭，而肺部会出现积液。[8]

当你的血液流动变差时，你的机体就不能有效地运作。例如，你饭后会感到疲倦，因为你的血液正在被用于完成消化任务，所以心脏无法将血液泵到身体其他部位。随着时间的推移，血液流动系统会出现损耗，这种情况在我们年纪大的时候出现得更频繁。抗衰老治疗通过使心脏细胞恢复到年轻状态并使其发挥正常功能，实现了对心脏功能的全面改善。

在梅奥诊所研究人员的研究中，有另外两种似乎有抗衰老作用的药物被批准用于其他用途。它们结合起来可以收集并清除衰老细胞，让邻近细胞恢复正常功能，改善心脏的泵血功能。[9]更多有效的抗衰老药物也正在开发中。在一些针对小鼠心脏病发作的研究中，科学家们发现，接受抗衰老治疗的小鼠比未接受治疗的小鼠多恢复了 35% 的心脏功能，寿命延长了 20%。[10]

许多研究正朝着以下方向发展。

我们如何通过改变细胞结构、细胞运行过程和细胞功能来逆转衰老和治愈疾病？相关的研究领域涉及一种被称为自噬的细胞过程。

随着越来越多的人了解其作用，自噬过程获得了更多的主流关注。自噬是一个非常复杂的过程，是一种对身体的循环利用。[11] 它通过分解受损细胞并清除（吞噬）不需要的细胞部分，同时保持细胞完整（"自噬"这个词的意思就是"自我吞噬"），来帮助你的身体完成清理、实现自我修复。

我们的身体并不是一直处于自噬状态。它时而开启，时而关闭。最新的研究表明，我们可以通过定期禁食来控制这一过程。[12] 也有相当多的证据表明，自噬通过抑制炎症和帮助重建免疫系统来延缓衰老。它可以帮助我们清除细胞垃圾，收获长寿的好处。

但这就是事情变得微妙的地方。研究人员正在研究自噬在癌症中所起的作用。一些证据表明，自噬可能会在某个阶段保护肿瘤，从而帮助被化疗破坏的肿瘤重新生长。听起来很合理，对吧？如果自噬负责修复受损的细胞，那么它也会修复被化疗损伤的癌细胞。自噬可能是癌细胞最好的朋友。

现在，科学表明，改变自噬过程可能会影响癌细胞的生长，因此人们围绕这一主题，开展了大量的药物研发活动。这就是为什么我们可以看到自噬抑制剂，这些药物可以阻止自噬过程并有可能阻止肿瘤的生长。当涉及长寿时，自噬可能意味着很多——如果能弄清楚如何阻止肿瘤生长，你延长寿命的机会就会增加。[13]

罗格斯大学的艾琳·怀特的大部分工作都围绕着可以杀

死癌细胞的自噬抑制剂展开。这些药物通过抑制自噬来发挥作用，使癌细胞在体内无法躲藏，也无法完成自我更新，从而使其他的癌症治疗手段能更有效地杀死癌细胞。[14] 因此，化疗期间你可能不能禁食，因为禁食会诱发自噬，让你的肿瘤暂时进入休眠状态，然后更强劲地复发。然而，在癌症被治愈后，你可能确实想尝试一下间歇性禁食或限制性进食，因为早期数据表明，这些简单、无副作用、无须药物干预的做法可以帮助你恢复受损的功能，作为癌症幸存者，你也能因此而获得更好的生活质量。

研究衰老的一大挑战是：衰老没有终点。归根结底，死亡才是终点。衰老实际上是一系列疾病、过程、条件和系统错误的集合，它们会导致人的寿命减少以及生活质量下降。

但要研究任何一种治疗方法，你都需要一个特定的终点或标志来告诉你，你成功了或失败了。这就是为什么我们通过研究膝关节炎或者背痛来探索抗衰老的方法，或者通过研究心力衰竭的患者来探究干细胞的秘密。对于这种具体的疾病，你可以用有形的、具体的结果来衡量治疗效果。[15] 你无法量化一个人的死亡点，因为没有办法确切地知道，在接受或不接受治疗的情况下，一个人会在什么时间死亡。要研究一个群体的死亡，你必须等待，观察某种药物、治疗方法或生活方式的改变，如间歇性禁食是否真的会影响人们的死亡年龄，而这可能需要多年时间，比大多数科学家本身的寿命还要漫长。

突破性进展

加州大学伯克利分校的研究人员发现，一种叫作血浆置换的过程可以通过减少促炎蛋白来减缓衰老，而促炎蛋白往往随着年龄的增长而增加。[16] 它已经得到了美国食品药品监督管理局的批准，可以被用于恢复肌肉和脑细胞的活力。它的效果可能与抗衰老治疗类似，可以帮助衰老的细胞变年轻。研究表明，血浆置换可以帮助阿尔茨海默病的患者减缓 50% 的认知衰退。这真是让人惊叹不已。

所以，目前有一些推测——如果衰老细胞清除剂可以对关节炎起作用，那么它是否也适用于人类的整体衰老？那些可以减缓膝关节炎症和疼痛的抗衰老药物是否可以注射进大脑，以防止记忆退化？

这就是这种疗法的前景，如果有效，它将在 2026 年左右获得美国食品药品监督管理局批准后投入使用。如果你对背部关节、膝关节、心脏、肺部、大脑和眼部进行了这种抗衰老治疗，那么到 2030 年，你可能会再年轻 12 岁。

突破性进展

　　癌症的靶向治疗不光只有化疗及免疫疗法。新的疗法可以专攻癌细胞的特定部分，比如刺激癌细胞生长或扩散的蛋白质或基因。突破性药物伊布替尼就是这样，它可以抑制淋巴细胞性白血病细胞中的一种特定酶。

第五章

DNA 的命运 —— 被编辑
DNA 操控是基因工程和表观遗传学重启的下一个前沿

2020 年夏天，当世界正在应对新冠肺炎疫情时，弗吉尼亚大学的研究人员有了一项新发现，这项发现可能是治愈最致命的癌症之一的重要一环。[1]

他们发现了某种基因，这种基因与至少某些类型的胶质母细胞瘤有关，会引发一种侵袭性的、几乎总会致命的脑癌。该致癌基因（导致这种脑癌的基因）对于这种特定类型肿瘤的存活至关重要。在胶质母细胞瘤中，癌细胞依附该基因，以飞快的速度实现生长、转移，最终侵害患者的生命。在小鼠实验中，弗吉尼亚大学的研究人员能够识别该胶质细胞瘤特有的基因，并阻断其活性。效果如何？癌细胞被杀死了，而健康细胞没有受到损害。

尽管要确定涉及该基因的疗法是否可以成功治愈胶质母细胞瘤，我们仍有很长的路要走，但是这项研究使人们关注到另一个关于长寿的有前途的领域——基因治疗和基因编辑。

　　这些认知都源于人类基因组计划，这个计划旨在揭开组成人体基因的几十亿个碱基对的秘密，绘制人类基因组图谱。由字母 A、C、G 和 T 所代表的 4 种化学物质以碱基对的形式决定了你的一切，从头发颜色到疾病易感性。你的基因序列呢？大约有 32 亿个上述字母构成的 22 500 个基因。这就是你的个人编码。这些编码包含在 23 对染色体中，每对染色体分别来自父母双方。每条染色体包含数百到数千个基因，这些基因中有指导蛋白质合成的编码，也有控制细胞生长、发挥作用和生存的编码。

　　从你被询问家族史的次数中，你就知道，基因会影响你的健康。你的基因决定了你是男性还是女性，你是否容易患癌症或心脏病，或任何其他疾病。但有趣的点就在这里。在这 22 500 个 DNA 基因中，只有大约 1 500 个基因在任何时候都是"开放"的，这表明我们体内的确有生物开关，这也表明我们可以通过选择生活方式（比如饮食和压力管理）来控制其中 80% 的基因的开放或关闭。[2] 这些"表观遗传"开关一直是人们讨论或困惑的焦点，涉及我们是否能控制基因的问题。但许多生活方式已经被证实对这些开关有影响。记住，健康的细胞会再造健康的细胞，而不健康的细胞会创造更多不健康的细胞。[3,4]

为什么我们需要改变基因的开启或关闭呢？有些基因缺陷可能是我们与生俱来的，有些 DNA 可能会随着时间的推移而受损。随着年龄的增长，我们的周围环境和正常的细胞生理过程会对我们的基因及其开关（表观遗传）造成损害。这种损害在人的一生中不断积累，并且会加速衰老。

　　所有的癌症都是由一个或多个基因突变引起的。这些突变通常是后天的，但偶尔也会遗传。迄今为止，科学家们已经鉴定出超过 560 种人类癌症基因。[5] 获得性致癌基因突变的最常见原因是细胞分裂过程中的随机 DNA "错误"。其他原因包括吸烟、衰老、X 光、紫外线辐射、放射性物质、化学物质（如橙剂、石棉）、激素、肥胖和病毒等。

　　因此，基因异常是癌症和其他一些疾病的主要原因，这意味着基因修复很有可能可以让基因恢复正常。其中一种比较引人注目的方法叫 CRISPR/Cas9 基因编辑技术。

　　CRISPR 技术曾获诺贝尔奖，它的工作原理类似于生物剪刀：将病毒载体插入人体，以检测有缺陷的基因序列；带有 RNA（核糖核酸）和蛋白质的病毒载体会找到出错的确切位置，然后利用蛋白质将其切割，从根本上消除导致错误信息的基因序列，将其切碎并损毁。[6] 这个方案的优点在于：这种技术可以标记并记住它们切割的片段，这样它就可以抵御、消除或改变进一步发展的变异或 DNA 突变。

　　到目前为止，这种方法已经被用于设计各种各样的解决方案，如增加小鼠的可卡因耐药性，减少小鼠的遗传性耳聋，逆转狗的某种肌营养不良，逆转特定人群的心力衰竭，杀死人类的癌细胞，等等。[7] 这项技术有望帮助治疗阿尔茨海默病和其他脑部相关疾病。据报道，中国研究人员已经利用这项技术对参与相关项目的婴儿进行了基因编辑，使这些婴儿的细胞不能轻易复制 HIV，从而大大降低他们患艾滋病的风险。[8]

人们还有可能对诸多基因进行编辑，这些基因与抑郁症、阿尔茨海默病、药物成瘾、关节炎以及其他导致衰老、不健康和死亡的疾病相关。这在社会上已经掀起了讨论：我们在基因操控方面的底线在哪里？父母是否能够按照自己的喜好选择关闭新生儿的某些有可能与健康无关的基因？就目前而言，这些争论并不能阻止我们研究延缓衰老过程的机制，但这将是一个需要持续讨论的社会议题。

多年来，涉及 DNA 的突破彻底颠覆了我们的科学思维，因为我们不再需要相信人类将永远受制于我们与生俱来的基因了。未来的希望是，我们将有能力改变一些基因的功能，或者消除那些会对我们造成损害的基因。我们或许可以通过一个生物删除按钮，从本质上改变我们的医学未来。

在某些情况下，我们已经在人体上看到这一点了。例如，基因疗法正在进行镰状细胞贫血治疗的人体试验[9]，镰状细胞贫血是在非裔美国人群体中较为常见的一种血液疾病。在这种疾病中，某些基因突变改变了红细胞的形状，氧气从这些红细胞传递到身体的某些部位的过程因此被抑制了。但通过基因疗法，这种基因就可以被阻断，身体里就会有更多接近正常或正常的红细胞，这些红细胞会将氧气运送到组织。这就是基因编辑——消除特定的基因，这样异常的蛋白质就不会被生成（在镰状细胞贫血里，血红蛋白 S 基因突变会生成异常的蛋白质）。

与基因相关的潜在的抗衰老方法有 3 大类。

- 基因疗法：操控衰老及功能失调的基因，使它们表现得更年轻有活力且能正常发挥作用。
- 基因编辑：去除引起健康问题的根源基因。
- 表观遗传编辑：在不改变基因的情况下打开或关闭控制特定基因的开关。

你可能还记得，我们把控制衰老的许多进展归功于人类基因组计划——一个旨在绘制和识别人体内所有基因的国际研究合作项目。虽然参与的团队预计能找到大约 30 万个基因，但他们最终只发现了大约 22 500 个基因。

在 20 世纪 90 年代和 21 世纪初，对基因组进行测序的成本为 27 亿美元（现在在沃尔玛，通过包括"族谱"或"23 与我"这样的基因检测公司，你只需要花费 100 多美元，就可以获得你基因组的主要信息，它可以让你了解和识别自己的基因）。有了这个项目，研究界对基因治疗和基因编辑在治疗疾病和抵抗衰老方面的作用寄予了厚望。（1999 年，一名青少年在基因编辑的实验研究中死亡，这使得这一领域的研究遭遇了重大挫折。）[10]

所有的工作、发展和研究都围绕着一个重要的问题，它同时也为我们带来极大的希望，即如果我们能识别出那些在我们体内犯下了生物"罪行"的"有害"基因，我们能把它们改造成"正直"的细胞公民吗？还是说必须得判它们死刑？

如果我们能做到上述两点中的任何一点，我们将在治疗或预防疾病方面取得重大进展，因为我们将能够改变我们基因的功能，将我们最初认为是命中注定的东西变成可以编辑的东西，甚至可以使这些东西回到原始状态重新启动。

来自加州大学戴维斯分校和圣迭戈分校、哈佛大学、麻省理工学院和其他机构的研究小组已经在动物身上实现了这一点。[11,12]一家公司与之前来自加州大学戴维斯分校和圣迭戈分校的研究人员合作，在小鼠中实现了这种基因重置。这些经过基因重编程的老鼠与同龄老鼠相比具有较高的衰老程度。虽然想象年轻的老鼠可能会有点儿困难，但你可以想象一下让你自己养的 17 岁的狗重回 3 岁小狗的状态，或者让你 60 岁的身体重回 28 岁的状态——让你的身体机能更年轻。就是这么简单（至少在理论上很简单），将小鼠对蛋白质生产过程的控制状态恢复到和它们年轻时一样即可。

回到你年轻时的控制状态（回到你的出厂设置），你身体产生的蛋白质组合将变得更年轻，这会让你本人变得年轻。这只需要改变 4 个基因的开 / 关状态。找到这些基因很困难（日本科学家山中伸弥曾因发现这些基因而获得诺贝尔奖[13]），但要将蛋白质生产控制在合适的水平更加困难。虽然打开这些基因开关会让老鼠重新变得年轻，但它们很快就会因这些基因疯长而患上癌症。因此，科学家在实验室里进行了近14年的研究，直到找到了合适剂量和类型的物质，保证在不增加癌症风险的情况下让老鼠恢复青春。重启你的表观遗传（或重置基因的开关），回到你的出厂设置，就是这个意思。这也是让这一进展如此有前途的原因。

2019年，科学家报告说，他们通过关闭一种与衰老有关的基因，使线虫的寿命延长了一倍。[14]在生命早期，该基因通过释放一种化学物质来帮助生物体生长和发育，但从理论上讲，在某种程度上，这种化学物质实际上会起反作用，导致与年龄相关的损伤。[15]在该基因不再起作用后关闭它，就能减少损害，延长寿命。这么做还有一个额外的好处：线虫的后代也会更健康。虽然线虫的寿命只是从3周增加到了6周，但线虫与人类的DNA有21%是相同的，而且线虫有许多与人类共同的生物学基本特征，这些特征对人体来说至关重要，这使得这一研究非常具有探索价值。现在，一个研究小组整合了缅因州MDI生物实验室、加利福尼亚州巴克衰老研究所和中国南京大学的资源，通过关闭两个基因（IIS和TOR基因），将线虫的寿命延长到了其正常寿命的5倍（5倍！）。如果这种延长寿命的方法也适用于人类，那么有一天人类也将有可能活到400岁。[16]

突破性进展

在 2020 年底，研究表明，你可以通过处理某些导致基因表达衰老症状的表观遗传变化，让细胞通过自我修复来逆转眼部衰老。[17]哈佛大学的衰老研究人员大卫·辛克莱及其团队，以及耶鲁大学、加州大学洛杉矶分校以及澳大利亚新南威尔士大学的其他研究人员的研究表明，他们可以复原年轻态的 DNA 甲基化，逆转小鼠的视力丧失。眼睛的视网膜和视神经能够因此而再生。但这一成就的意义不仅仅局限于此，重编程细胞中的甲基化过程可以让细胞实现自我修复或自我取代。

基因编辑和表观遗传开关调控技术并不完美，但它们正在不断被改进。大约有 10 000 种疾病是由单个基因的单个错误引起的。理论上，我们应该可以通过基因编辑将它们一一消灭。如果你知道基因和错误在哪里，你就可以消除它。

另一个重要的观点是，你可以通过选择生活方式来改造自身的基因，从而控制你基因的开关。我们总是在改变我们基因的功能或表达方式。我们现在知道，像运动和饮食这样的行为在任何时候都会影响我们基因的工作方式，也会影响这 1 500 个基因中的哪一个将被表达（制造它对应的蛋白质）。事实上，你可以操控其中的 1 200 个基因，你会因此而成为世界上杰出的自我操控工程师（即使你的生物和化学不及格）。[18]

这就是我们所说的"启动"基因，这样它们就能制造对应的蛋白质。这意味着人体的某些生物学特征和功能不是固定的，而是可变的，即能够受到外界因素的影响。许多生活方式的选择在基因如何启动以及哪些基因被启动方面发挥着作用，这表明你可以改变你的家族遗传史。虽然有点儿难以置信，但是你很可能不必受到你遗传基因的影响。

现在人们认为衰老——特别是使你衰老的基因——是由一个被称为甲基化和去甲基化的过程启动或关闭的。[19]这个过程可以抑制基因，使它们无法被激活或失效。为什么这很重要？如果衰老是由基因表达而不是基因本身的损伤引起的，那么我们应该能够操纵受环境因素影响的 DNA，并将控制蛋白质产生的过程恢复到年轻时的水平。这一假说被称为衰老的表观遗传模型。[20]

把你的选择想象成智能手机、平板电脑或计算机上的"设置"开关。你可以做成千上万件事来影响你的技术性能，但你可能只选择或利用了少数几件。你的基因调控也是一样。但是，此时，你不是在调整显示器亮度或蓝牙设置，你是在选择生活方式，选择启动或关闭你的某些基因，这会影响你身体运行和衰老的方式。当然，就像你的电子设备一样，你所能控制的开关并不能完全决定你的 DNA 设置。有些基因——至少在目前的医学技术水平下——在 DNA 的设置中是被锁定的（无法调控的），它们是目前大量基因研究的焦点。

突破性进展

研究人员正在开发一种新材料，帮助基因编辑工具直接进入目标细胞，使用的方法可能比目前的病毒载体模式更安全、更便宜。这种新方法使用了所谓的"金属有机框架"，并通过绿茶植物化学物质制成的涂层增强性能。[21] 这一点很重要，因为它有助于基因的传递，而基因传递是高效利用 CRISPR 技术编辑 DNA 的最大障碍。

拥有控制基因的甲基化和去甲基化能力，你就可以控制基因的启动和关闭。你可以把它想象成打开或关闭炉子上的煤气灶，或者打开或关闭手机上的应用程序。你可以以某种方式调控你的基因表达。例如，你可以关闭促炎基因，也可以打开抗炎基因。

从某种程度上来说，这个过程几乎就像生物学形式的人工智能：你可以操纵自己的基因，让它们按照你想要的方式发挥作用，并改变一些不太好的遗传基因。谁不想拥有这种能力呢？它不仅仅是让你感觉更好（尽管这是一个不错的副产品），还会延长你的黄金岁月，延续你的年轻状态。无论你的年龄是多少，你都有更长的时间来感受年轻，呈现以及保持年轻状态。

你一生中每天所做的决定都会影响到这项工程。它的最终实现取决于你今天吃了什么，以及在那之前的成千上万天中吃了什么。这些选择可以让你健康，这一过程本身就可以让你在衰老来临前修复自己。因此，你生命中的不同决定——是否定期锻炼、是否吸烟、如何应对压力——所带来的不同影响可能是在面对斜坡时，你是飞速地冲上它，还是艰难地爬上它，或是完全避免爬坡。（我们将在第四部分介绍如何打开和关闭你的开关。）

突破性进展

弗吉尼亚大学的研究人员发现了一种基因，它可以在很大程度上帮助预防心脏病。[22] 虽然我们早就知道基因在心脏病方面发挥着重要作用，但这些研究人员发现了一种对心脏有保护作用的基因，这可能会帮助我们开发新方法来增强该基因表达。

这将是延长你的青春年华和预防慢性疾病的一个重要方法。这一革命性进步所带来的伦理困境，既可能是重大的科学研究热点，也可能是耸人听闻的小报头条。但自我改造基因在减少和消除疾病以及功能障碍方面的确有令人兴奋的前景。

不老时代

第六章

机体的防御

免疫疗法会是治愈癌症和流行病的关键吗？

当 2019 年多伦多一位名叫约翰尼的 58 岁患者被诊断为患胰腺癌时，医生判定他只剩 6 个月的寿命了。这基本上相当于给他判了死刑。能延长他生命的选择（也许是唯一的选择）是艰难的化疗方案，这将使他在最后的日子里遭受巨大的痛苦。

你看，胰腺癌就像大多数癌症一样，会使免疫系统停止对癌细胞的攻击，有害细胞会继续生长并杀死健康细胞，最终使身体系统和器官衰竭，使身体无法正常运转，进而死亡。

这是种高风险的假面游戏，肿瘤的出现可能是由于基因突变，它会对自己进行伪装，渗透到不欢迎它的身体部位，但不被负责清除入侵者的警惕的免疫系统发现。

约翰尼对治愈没有抱太大希望，在确诊之后他参与了休斯敦的一项临床试验（在 MD 安德森癌症中心开展）。他不得不争取机会参加试验，好在他和他的医生都非常积极。作为临床试验的一部分，研究人员从约翰尼身上抽取了 2 品脱[①]的血液，在提取了其中的免疫细胞后，把血液回输进了他的身体。

研究人员对这些细胞进行了基因编辑（使用的是我们在上一章讨论过的 CRISPR 技术），并在其中插入了一种基因，这种基因可以产生能攻击他体内特定胰腺癌细胞的抗体。

它起效了。

两周后，他出现了严重的流感样症状（这是免疫系统在对抗肿瘤），肿瘤消失了，完全消失了，再也没有出现。约翰尼痊愈了。

这种对免疫细胞进行基因操控，是癌症治疗的重大前沿领域。这就像是一盘基因棋局。癌症通过智胜免疫系统来发挥作用，我们能做的事就是操控免疫系统再来智胜癌症。将军！

我们的进展目前仅仅在早期阶段，但是已经取得了一些重大的成功。例如，转移性恶性黑色素瘤最开始的治愈率为 1%～5%，现在的治愈率已经发展到了 60% 以上——这不仅仅是试验的研究数据，而且是真实的临床数据。不是与肿瘤共生，而是消灭肿瘤！

这就是一些最有前景的科学，因为免疫疗法的进步已经改变了我们对癌症治疗的看法。通过像放疗和化疗这样的"野蛮战争模式"来杀死癌细胞，可能会误伤附近正常的组

---

① 1 品脱（英）≈568.26 毫升。——编者注。

织。在未来，我们可能会使用一种方法，教会我们的免疫系统在摧毁癌细胞的同时保护健康细胞。

为什么癌细胞想要入侵和破坏我们的机体？这和有人想抢银行的原因是一样的——想要不劳而获。癌细胞这个"犯罪分子"占据了你的细胞，利用它的能量帮自己成长和繁殖。

如果你有强大的免疫系统，那么癌细胞这个"破坏分子"要怎么存活呢？癌细胞会玩一个"盗取身份"的游戏，它会发出一个信号，表明它是一个好的、健康的细胞，这样免疫系统就不会攻击它。

你有多层免疫防御系统。你的免疫大军中的某些免疫细胞会战斗，它们有些会在战斗中牺牲，有些则在从事防御情报方面的工作，对最近的战斗进行盘点，以便更好地识别"敌军"。你的免疫系统中还有一部分细胞会在一种叫作"消退素"的蛋白质的辅助下，清理攻击癌细胞后留下的残骸。[2]

突破性进展

伦敦大学学院的研究人员距离开发人造胸腺又近了一步。胸腺是免疫系统的关键器官，如果你的胸腺不能正常工作，你就不能抵抗疾病和感染。如果能够成功移植功能完好的胸腺，那将有助于预防多种疾病。研究人员已经用干细胞重建了胸腺。[3]

在一个典型的防御场景中，假如入侵者侵入，免疫系统会顺利地识别入侵者，同它们展开战斗，最终取得胜利，产生的细胞碎片会通过淋巴系统从损伤部位排出体外。然后，你的免疫系统就会休息一下（实际上它还在清除不良的癌细胞，因为体内癌细胞在不停地产生），为下一次警报做准备。这其实就是在普通感冒时出现的情况，症状（如咳嗽、打喷嚏等）本身并不是感冒，而是免疫系统对抗病原的结果。这些症状表明你的身体正在努力驱逐入侵者。

但是，当一些癌细胞变得聪明，并向你的免疫系统发出信号，表明它们是健康的细胞时，这个信号就会被传递到所谓的检查点（"免疫系统，你自查一下吧，因为我真的是一个健康的细胞"）。癌细胞绕过了安保系统，并且不会被免疫系统攻击，因此它们会进一步复制和生长。

你的免疫系统没有将这些癌细胞识别为一种威胁。而癌细胞——以健康细胞为食——不断生长（而且往往会扩散），直到破坏你身体的其他细胞和器官。

迄今为止，很多癌症治疗都通过手术、放疗和化疗直接破坏癌细胞（在这个过程中会破坏健康细胞）。但是，今天癌症研究和治疗中最有希望的进展都集中在免疫疗法上，也就是说，通过增强和激活人体自身的免疫系统，来识别和攻击癌细胞。

至少在目前和可预见的未来，这似乎是黄金标准：让你的免疫系统像攻击普通感冒或季节性流感病毒一样攻击癌细胞。这是一场短期的战斗，没有长期的负面影响。约翰尼成功对抗胰腺癌时使用的方法正是目前研究人员正在测试的一种新方法：将一种基因插入淋巴细胞中，以增强其抵抗肿瘤和杀伤细胞的效果——这意味着一段插入的基因可以帮助你的免疫系统更好地识别并杀死癌细胞。

免疫疗法的工作原理是刺激身体的免疫系统更好地对抗癌细胞，并通过增强部分免疫系统功能来防止癌症的形成（就像疫苗一样）。

在癌症治疗方面，免疫治疗技术一般分为 5 大类：

- 通用的增强免疫力的行为（理论上可以帮助你的身体系统更好地对抗癌症），比如获得足够的睡眠和摄入足够的微量营养素等。[4,5,6]
- 人造抗体（专门攻击特定细胞的抗体）。
- 疫苗（注射到体内以引发免疫反应，有助于预防某些癌症）。
- 检查点抑制剂（可以让免疫系统不被癌细胞欺骗，从而更好地识别和对抗它们）。
- 将基因插入免疫细胞中，帮助它们更有效地靶向和杀死癌细胞（就像约翰尼的情况一样）。

虽然这些方法处于不同的发展阶段，甚至有些已经开始被用于治疗一些癌症，但我们发现检查点抑制剂和基因插入法是最令人振奋的两种方法——它们影响了免疫系统如何工作。

20 世纪 70 年代，一位名叫詹姆斯·艾利森的研究生提出了一个核心问题：免疫系统不攻击癌细胞肯定存在某种原因，一定是一些癌细胞释放的信号从根本上使免疫系统失去了活性。具体是怎样的呢？

艾利森唱着"免疫疗法蓝调"（你可以上谷歌搜索一下，看看艾利森在 2001 年《滚石》杂志上的封面照），因为在许多临床试验中，免疫疗法的一年有效率为零——与仅化疗相比没有区别。他想知道，为什么免疫疗法在动物身上有效，在人类身上却不起作用？

但他坚持要进行为期 3 年的免疫疗法联合化疗与仅化疗的直接比较研究。3 年后，基于免疫系统对抗癌症的方式，免疫疗法联合化疗的效果远比仅化疗的效果要好。[7]

艾利森后来获得了 2018 年诺贝尔生理学或医学奖（并成为 MD 安德森癌症中心的免疫疗法主席），他的获奖理由是他所开发的治疗癌症的方法不是通过治疗疾病本身，而是通过改善免疫系统来实现的。这一方法的核心是阻断癌细胞中抑制 T 细胞的蛋白质。这使得 T 细胞可以通过"检查点"，攻击癌细胞。艾利森的工作最终引发了第一个免疫检查点抑制剂药物的开发（第一个被用于治疗转移性恶性黑色素瘤的药物）。他的乐队叫作"检查点乐队"。

其他研究人员进一步拓展了关于"检查点"的研究，为患者的无癌生存做出了重要贡献，尤其是丹娜 – 法伯癌症研究所的研究小组，他们发现了第二种检查点抑制剂——PDL-1 检查点抑制剂。[8]虽然目前的检查点抑制剂在帮助治疗快速分裂的实体组织肿瘤（如转移性恶性黑色素瘤）方面是有效的，但未来的重点是其他类型的肿瘤，如血源性的缓慢发展的慢性淋巴细胞白血病。

重点是免疫治疗就像健康生活中的许多情况一样，需要花费一些时间（如 3 年）来彰显其益处，如果最初的结果并不令人欣喜（如经过了为期一年的临床试验，效果并不显著），你也不应该轻易放弃。

与之前的一些模型相比，免疫治疗技术是治疗癌症的更好方法，因为它们不会杀死健康细胞。它们有望改善免疫系统的功能，使其完成它们本应完成的工作——在不造成任何损伤的情况下摧毁异常细胞。我们预计，到 2030 年，随着研究人员开发出更有效的提升免疫系统攻击力的方法，许多癌症的治愈率都会提高。

病毒和疫苗

当谈到你的健康和长寿的话题时，免疫系统很可能是你最关心的。当然，始于 2020 年的新冠肺炎疫情开始让我们思考如何抵御病毒的攻击并且存活下来。[9]

你的身体——这个聪明的小傻瓜——天生就有很好的防御策略。为了在未来生存下来，它会保护最有价值的东西：

它自己。在新冠肺炎疫情的第一年，美国需要住进重症监护室（ICU）治疗的 70 岁以下人群中超过 80%（以及死亡患者中超过 90%）的患者患有基本上可以预防的 6 种合并病症中的一种：肥胖，控制不佳的高血压、心血管疾病，2 型糖尿病，免疫功能缺陷和吸烟（或电子烟）引起的肺部疾病。[10]

所有这些疾病都会降低你的免疫力。如果你生活在发达国家，你可以通过一些简单的选择（比如有规律的睡眠、做出特定的营养选择、管理压力或参加体育活动），来提高你对新型冠状病毒以及所有其他病原体或恶性细胞的免疫防御能力。[5]事实上，人们关于疫苗和病毒已经讨论了很多。如何减缓这种对个人和人类寿命构成巨大威胁的病毒的传播，以下是一些值得深思的重要问题。

新冠病毒是如何入侵的？

新冠病毒会攻击鼻腔中的一种特定类型的细胞（睫状细胞），以及肺部的一种特定类型的细胞（肺细胞 –2s）。[11]后者会产生一种化学物质，使肺部的气囊保持打开状态，以便为你提供氧气。在与新型冠状病毒斗争时，有时免疫系统会进入超速状态，产生炎症，破坏动脉中的斑块，甚至会导致肺炎等情况，这进一步破坏了肺的供氧能力，对你的氧气摄入造成了双重打击。如果你的免疫系统很强大并且能够得到好的休息（是的，睡眠、冥想、锻炼和食物对你的免疫系统功能至关重要），你就赢得了这场战争。如果一切顺利，你的免疫系统会短暂地休息一下，为下一场战斗做准备。新冠病毒肺炎之所以可能会致命，是因为它以免疫力低的人为目标，而且新型冠状病毒会在你外鼻的纤毛中复制，因此比之前的非典型肺炎病毒更容易传播，后者只在肺细胞中复制，而不会在更表浅的鼻纤毛细胞中复制。这也造成了另一个明显的问题——一些人（他们被称为长新冠患者）的身体中会产生抗体，而这些抗体会破坏或攻击自体组织。这意味着病毒在消失后很长一段时间内仍会致病。我们需要一种不会让你产生免疫反应，不会破坏你身体其他部位的疫苗。科学家们似乎已经研发了多种疫苗，这些疫苗会让你产生抗体，阻止新型冠状病毒的攻击，而几乎不产生攻击健康组织的副作用（即使在最脆弱的群体中它发生的概率也低于十万分之一）。

疫苗是如何工作的呢？

与抗生素不同，抗生素的作用是攻击现有的入侵者，疫苗则可以升级和增强你的免疫系统。[12] 它们让你的身体认识某些抗原，这样你的身体就会产生抗体，同时也会发生其他增强免疫的过程——这些过程可以识别病原体的威胁和入侵者，也会攻击它们。从本质上讲，这些免疫细胞形成了一个庞大的免疫识别系统，形成了识别和对抗特定病原威胁的军队（其中既包括其他免疫细胞也包括抗体）。

具体来说，B 细胞产生抗体击退入侵者，并召集 T 细胞帮助对抗入侵者。所以疫苗刺激的是 B 细胞。如果疫苗生效，那么这些 B 细胞就会转化为一些浆细胞，在你的骨髓中等待病毒或细菌入侵者的到来。当这些细胞被激发之后，它们就可以阻止病毒或细菌进入细胞、占领细胞的繁殖体系。

HIV 和一些其他病毒由于有变异能力，或者可以在自身表面形成保护层，这会降低 B 细胞的干预能力，因此针对这些病毒的疫苗很难开发。[13]

就新型冠状病毒而言，针对病毒非附着部分的抗体不能阻止病毒进入细胞进行繁殖，人们需要特定的抗体（称为中和抗体）来阻止病毒附着在细胞上，使病毒无法进入细胞进行复制。

抗病毒药物的原理是什么？

这些药物通过攻击病毒的非附着点来发挥作用（对于 HIV，大多数药物在细胞内发挥作用，它们会攻击 HIV，并在病毒颗粒复制后阻断其传播）。然而，更优的治疗途径是先阻止病毒进入细胞。

为什么生产疫苗要花这么长时间？

通常需要 10～20 年的时间才能生产出一种疫苗（至少在研发新冠病毒疫苗之前是这样的）。[14] 首先我们要确保疫苗的安全性，其次疫苗要能够诱导特定的免疫反应，这一免疫反应可以对抗特定病原体所引起的感染和疾病，而不同的病原体可能需要不同的机制来提供保护性免疫。特别是在疫情肆虐的情况下，快速、大规模的疫苗生产是绝对必要的。我们需要数十亿剂的新冠病毒疫苗。同时我们需要在全球范围内以低廉的成本提供这些疫苗。

就新冠病毒而言，针对它的疫苗应该可以阻止病毒进入人体和细胞。由于我们知道新冠病毒通常通过呼吸道——口腔或鼻——传播，所以我们希望免疫系统能在病毒进入我们的身体时发挥作用，而不仅仅是在血液中发挥作用。同时我们希望开发的这种疫苗能引发至少一年的免疫记忆。在理想情况下，疫苗会诱导免疫反应，那些无法通过变异逃逸的病毒会被识别出来。流感病毒会频繁变化，也会出现变异，所以我们的免疫力维持不了太久，这就是为什么人们每年都需要打一针新的流感疫苗（尽管现在已经有人在测试一种长效流感疫苗，它能诱导抗体攻击病毒的非变异成分）。[15] 最后，疫苗需要足够稳定才能在全球范围内普及，因为需要冷冻甚至冷藏的疫苗不可能覆盖到所有人，这就是为什么人们针对新冠病毒研发了多种不同的疫苗。

此外，一种新疫苗必须在现实世界中（不仅仅是临床试验）对大量不同的人群都有用，包括（特别是）少数族裔、患有共病的患者以及老年人。所有这些因素和步骤都只能在有限的范围内仓促进行。

有效性研究紧随安全性研究之后，通常需要一到两年的时间才能完成，并确定疫苗是否具有保护作用。这些研究可以在人数众多的高危人群中开展——一些人接种疫苗，另一些人接种安慰剂，然后比较两组的感染率。这种研究是昂贵的，而且可能会因疾病感染率的波动而变得复杂。例如，如果流感疫苗试验是在流感季节的高峰期之后开始的，那么两组人的感染率可能都太低，无法发现感染率的差异。

另一种选择是进行人类挑战研究，但毕竟是让人们接触致命病毒，可能不会募集到很多理智的志愿者。[16] 在人类挑战研究中，一些人接种了疫苗，一些人没有接种，然后所有人都暴露在真正的新冠病毒中。挑战研究通常是针对有已知治疗方法的病毒进行的，例如，某种导致腹泻的病毒。如果志愿者出现腹泻症状，那么研究者会立即对他展开治疗，清除病原体并预防并发症。针对新型冠状病毒，我们没有这样的优势，因为在疫苗研发期间，我们没有非常有效的治疗方法。[17, 18]

大流行病的未来是什么？

在新冠肺炎疫情期间搭建的抗病毒药物和疫苗研发平台给了我们希望，我们可以防止流行病导致的人口死亡，在历史上流行病曾导致 1% ~ 10% 的人口死亡。冠状病毒疫苗的安全测试更加细致，因为在研发最初的 SARS（严重急性呼吸综合征）冠状病毒疫苗时，一种最初的候选疫苗引起了超免疫反应，使极少数疫苗接种者面临出现严重并发症的风险，对于新冠病毒疫苗的安全性测试因此得到了改进。这种改进后的、更安全的过程，以及更多抗病毒药物的开发，将降低新的大流行病的风险，但显然无法将风险降为零。新的新冠病毒疫苗可能在不到两年的时间内惠及 30 多亿人（40 亿～60 亿剂）。这一事实表明，在防止疫情导致的寿命缩短方面，人们取得了令人难以置信的进展。[19]

第七章

身体能量的未来
身体的能量来源如何延长人类寿命

在一个开关无处不在的世界里，我们很容易看出为什么这种生物学意义上的"开关"如此有吸引力。就像你看到的表观遗传开关一样，打开和关闭某些信号通路可能对你的身体健康有帮助。

想打开什么就打开什么，想关掉什么就关掉什么。

2020年8月，一个国际研究团队报告说，他们发现了激活一种叫作"褐色脂肪"的物质的方法。褐色脂肪并不是因为摄入太多巧克力冰激凌而产生的某种效应。事实上，褐色脂肪是新陈代谢、控制肥胖和糖尿病，或许还有长寿的关键。这一由魁北克的舍布鲁克大学医院研究中心与哥本哈根大学诺和诺德基金会基础代谢研究中心合作研究的成果发表在《细胞代谢》杂志上。[1]

褐色脂肪燃烧能量并产生热量——这一过程被称为产热——它可以被低温或化学信号激活。人体有少量的褐色脂肪沉积，科学家们长期以来一直希望能够找到一些途径，利用药物激活这种脂肪，或将白色脂肪转化为褐色脂肪，以此来改善新陈代谢。

在这一章中，我们不仅会了解这种脂肪的作用（一种能量储存形式），还会了解真正在细胞层面为你的身体提供动力的能量工厂（线粒体）。在我们取得的关于延长寿命的进步方面，这些能量系统是拼图中的关键一块。

脂肪重构

我们正生活在一个前所未有的肥胖时代，尤其是在美国，超重的负面影响众所周知。1960 年，只有 11% 的成年男性肥胖或极度肥胖。如今，这一比例已达到 43%。[2] 在成年女性中，这一比例从 17% 上升到了 54%。在如今的美国，50% 的非西班牙裔成年黑人肥胖或极度肥胖，45% 的西班牙裔黑人、42% 的非西班牙裔白人和 18% 的亚裔也是如此。而在 2 岁到 19 岁的儿童中，肥胖率为 19%。

当你吃得太多时，额外的葡萄糖或者热量（无论哪种类型）都会转化为甘油三酯，最终转化为脂肪。肚子里多余的脂肪会让你产生更强的胰岛素抵抗，这将大大增加你患糖尿病的风险，还会加重炎症和动脉粥样硬化斑块的破裂。[3] 当动脉粥样硬化斑块破裂时，钙化的斑块会向下游移动，导致动脉栓塞。在新形成的斑块表面，血小板会聚集起来以促进破裂区域愈合，但这一过程会引发凝血因子和红细胞聚集，形成网状结构，从而导致部分或完全的动脉阻塞。在这些方面，脂肪已被证明会加重血液循环系统损伤，增加动脉阻塞、中风和许多其他形式的心脑血管疾病的风险。内脏或腹部脂肪引起的炎症也会加剧骨关节炎、抑郁状态和精神压力；加重由睡眠呼吸暂停到痴呆等多种疾病引起的疲劳；也是导致乳腺癌、结肠癌等 6 种癌症的主要原因。所以，除非你是相扑冠军，或者是美式橄榄球进攻内锋（即使那样脂肪也会对你的身体有害！），否则你可以确信内脏（腹部）的脂肪对你有害。记住，脂肪是我们储存能量的一种方式，以备身体的不时之需。问题是，与 1950 年之前相比，我们在 2021 年的脂肪存储量已经超出了合理的范围。

但并非所有的脂肪都是一样的。大多数人认知中的脂肪被称为白色脂肪，因为它们在皮下看起来是白色或白黄色的。但你也有天生的褐色脂肪（褐色脂肪，顾名思义，它看起来是褐色的）。[4]

褐色脂肪存在于新生儿的脖子和肩膀上，具有很高的代谢率，因为它可以燃烧大量的热量，让你持续感觉到温暖（这对新生儿很重要）。随着年龄的增长，褐色脂肪会逐渐减少。到 6 岁时，你的褐色脂肪只有出生时的不到 5%。随着时间的推移，我们所增加的脂肪几乎都是白色脂肪。白色脂肪代谢效率低，这意味着它相对不活跃——它不会消耗太多能量，而且很难燃烧掉，因此白色脂肪会堆积起来，并导致诸多健康问题，例如我们上面提到的炎症等。

那么，这和变年轻有什么关系呢？

加州大学戴维斯分校附近一家公司的研究人员和哥本哈根大学研究人员分别在试管中提取了白色脂肪，将其还原为多功能的脂肪，他们翻转了某些表观遗传开关，然后——瞧！白色脂肪转变成了褐色脂肪。接着他们将褐色脂肪注入肥羊体内。发生了什么？不出所料，褐色脂肪较多的羊变瘦了，代谢综合征和糖尿病也消失了。

褐色脂肪应用的一个障碍是，褐色脂肪带来的所有好处的前提是，它必须被提前重编程进白色脂肪中，其可行性已经得到了证实。特拉华州的一个研究小组已经利用一种已获批的药物，以小规模的方式激活了一些女性体内休眠的褐色脂肪，完成了体内白色脂肪到褐色脂肪的转化。这一结果可能会启发人们研发一种相关的新药，也可能促使人们展开干细胞和外泌体移植，以帮助人们更好地将白色脂肪转化为代谢活性高得多的褐色脂肪，这种方法可以帮助你更大程度地摆脱多余的脂肪，减轻体重。大多数老年人身体中褐色脂肪含量都很少。所以你需要做的不仅仅是激活你所拥有的褐色脂肪，你需要更多的褐色脂肪。

但是，如果科学家们能像在加州大学戴维斯分校附近的那家公司和哥本哈根大学所做的那样，在一个人身上做到这一点，而不仅仅是在试管中做到的话，也就是说，如果一个人的白色脂肪可以通过所谓的诱导组织再生变为褐色脂肪，即我们可以通过重新编程的方式将一种细胞类型转化为多能细胞（见第三章），然后启动特定的基因，使这些细胞像褐色脂肪细胞一样发挥功能，那么结果会怎么样呢？如果这些新生成的褐色脂肪细胞可以被重新注射回人体呢？

这个过程涉及两个截然不同但非常重要的发现。正如我们前面提到的，来自成人体细胞的诱导多能干细胞有着广阔的前景。日本的山中伸弥博士将成人体细胞恢复到了最原始的胚胎状态（在这个状态下，这些细胞可以分化成许多不同的细胞，如褐色脂肪、白色脂肪、心脏、大脑或肾脏细胞等）。山中博士通过启动 4 个基因（现在被称为山中因子）来实现这一逆转，他是通过激活 4 个胚胎开关来启动这些基因的。[5]

因此，在将成人白色脂肪细胞还原为多能细胞后，研究小组又进行了几次表观遗传开关调控，以便制造出褐色脂肪细胞。然后，研究人员在培养基中培养褐色脂肪细胞，并通过开启另一个开关（控制 HLA-G 基因组的基因）来改变细胞表面蛋白质的表达，使其具有无免疫原性。[6]这使得被注入肥羊体内的褐色脂肪有可能不会引起肥羊的免疫排斥。

在相关的人体研究开始后，预计 5 年之内，这种将白色脂肪转化为褐色脂肪的能力将改变游戏规则。褐色脂肪可能会让你更瘦，降低你罹患糖尿病、心脏病、癌症、骨关节炎和痴呆的风险。褐色脂肪也许还能让你无所顾忌地享用冰激凌。这是一个令人惊叹的时刻：仅凭这一项改变，胖人就能变瘦。

为什么这很重要呢？自1974年以来，导致寿命缩短或疾病出现的主要原因，以及骨关节炎、2型糖尿病和多种癌症等慢性疾病增加的主要原因之一就是白色脂肪的增加（自1974年以来，我们的基因没有改变，但我们的生活方式发生了变化，这对我们身体中哪些基因会被激活产生了影响，从而导致医疗费用的大幅增加）。许多衰老的症状，甚至是疲劳和能量不足的感受，都来自过多的白色脂肪引起的生物学破坏以及炎症。从全社会的角度来说，白色脂肪的积累会导致预期寿命缩短。尽管由于医学技术的进步，人们已经在很大程度上治愈或抑制了由白色脂肪引发的疾病，预期寿命也相应有所变化，但我们仍然在继续积累多余的白色脂肪。增加的白色脂肪的五大罪魁祸首分别是添加糖、糖浆、单一或非百分之百的全谷物、含有饱和脂肪的食物（因为它们所含有的氨基酸）和反式脂肪。用褐色脂肪代替白色脂肪，所有炎症性疾病的风险都会大大降低，包括骨关节炎、糖尿病、心脏病、中风和大脑功能障碍等，你的能量水平也会得到提高。也就是说，你会变得更年轻。仅这一变化就会使你重启后的年龄比你实际上的75岁要年轻20岁。来吧！

细胞的能量：线粒体

如果你最后一次听到"线粒体"这个词是在生物课上，或者是在观看答题节目《危险边缘》时看到莱尼叔叔猜错了，那么你可能需要快速复习一下。

线粒体是细胞内的小单位，是你身体的发电厂。[7] 归根结底，线粒体负责为你的身体提供运转所需的能量。因为你身体里发生的一切都需要能量——心脏跳动、胃消化、大脑思考、肌肉运动——你需要源源不断的能量供给，这些能量以ATP（腺苷三磷酸）的形式存在。每个细胞中的线粒体都能通过处理你所吃的食物中的葡萄糖和脂肪来为你提供能量。这些线粒体将葡萄糖和脂肪转化为ATP，这种能量会被运送到你的器官和系统中，使你的身体正常运转。

现在，在日常生活中，你的身体在运转过程中会产生新陈代谢。能量制造的过程中会产生一些废物，就像汽车尾气一样，它们是引擎运转的副产品。

你的细胞也以同样的方式工作，但这种生物代谢物是以自由基的形式出现的，这种化学物质会损害你的细胞。线粒体中的DNA会编码蛋白质，这种蛋白质会帮助身体制造能量。自由基造成的损伤决定了线粒体中的DNA能否有效指导蛋白质的合成。DNA的损伤或变化决定了这些DNA工厂的开启或关闭，也就决定了蛋白质是否能够正常合成。这就是DNA的表观遗传开关，它们也会被自由基破坏。因此，有两种潜在的损害会让你不太可能有精力跟上你的孙子。

你的身体试图通过抗氧化物质去除自由基，抗氧化物质试图将自由基捆绑起来（就像给它们戴上手铐一样），并将它们从细胞中排出，然后从你的身体中排出。这就是蓝莓和运动对你如此有益的原因之一——它们是增加细胞内抗氧化物质的两种非常有效的方式。经常喝黑咖啡是另外一种有效的方式。[8]细胞内抗氧化物质只有三种，大多数食物中的抗氧化成分并不能增加细胞内的抗氧化物质。幸运的是，蓝莓、黑咖啡、N-乙酰半胱氨酸、少数其他补剂和运动已被证明能起到这一作用。这些能让你从基因层面实现自我修复，你甚至不需要麻省理工学院或加州理工学院的帮助。

所以，你为拥有一个正常运转的身体所付出的代价是产生一些废物。这和生活的其他方面是类似的，这是生物学意义上的交易的代价。在所有条件都相同的情况下，这个系统运行得很好。发电厂启动，能量传递给器官，细胞产生废物，废物被细胞内的抗氧化剂捆绑起来并被清除掉。

但是，就像雷雨中的机场，或者深度冰冻中的发电厂或电缆一样，事情并不总是都能顺利运行。

当你摄入过多的葡萄糖或脂肪时（比如，正好碰上了感恩节、超级碗或周末，又或者在每一天你都摄入了太多热量），问题就会出现。过多的葡萄糖和脂肪会使得身体无法通过细胞内的抗氧化物质清除所有自由基，所以自由基就会尽情地损伤你的DNA。其后果可想而知：当发电机或控制发电机的开关被损坏时，你产生的能量就会减少，你的身体运转就会变慢，直至最终停止运转。久而久之，当你的线粒体损伤严重时，你的能量就会耗尽。这时你就会变得虚弱，无法像以前那样正常工作。

目前，来自洛桑、渥太华、苏黎世、孟买、马萨诸塞州的剑桥、巴尔的摩和圣保罗的科学家们正在研究如何通过与将白色脂肪转化为褐色脂肪相同的过程，即诱导组织再生，来恢复和重启你的线粒体[9, 10]，使线粒体受损的细胞回到你出生时的细胞状态。这样，这些细胞和线粒体就能恢复原有功能，就像它们是新的、刚建成的发电厂一样，能够提供强大的能量来源，并延缓它们发生故障或最终死亡的时间。想象一下，如果你大脑以外的所有细胞都能做到这一点，那会是怎样的情形。你可以拥有青少年时期的能量，而你所有的智力又能得到保留，而且，你还可以活得更年轻。这就是线粒体诱导组织再生的前景。

一些研究已经证实，线粒体功能障碍部分由衰老引起，部分由发烧引发的某些疾病引起。保持线粒体健康（少吃糖，少吃饱和脂肪，减少饭量，少吃诱发炎症的白色脂肪）可以减缓我们衰老的过程。这样你年老时每天就会有更多的能量。如果你的细胞能通过你的能量来源变得更年轻或保有更年轻的状态，那么你的器官和系统将会以更年轻的状态运作，你患病的机会就会减少。

线粒体修复和重启方面的研究进展表明，我们可以改变我们的生物学过程，使我们的细胞变得更年轻，即使按照日历年龄，它们已经衰老了。有时我们可以通过替换线粒体中的营养物质来让细胞更年轻，例如NAD（烟酰胺腺嘌呤二核苷酸）。更多关于NAD的作用及其随年龄增长而下降的解释见后文。[11] 在动物试验中，年龄重启使它们的行动状态较实际年龄年轻得多。在瑞士的一项实验中，科学家将一种名为烟酰胺核糖（NR）的NAD前体注射到患有遗传性阿尔茨海默病的小鼠体内，成功逆转了其神经功能障碍。[12]

虽然在本书写作时还没有相关的对人类认知功能障碍有益的研究文章被发表（研究正在进行中），但我们知道，有认知功能障碍的人的NAD水平会降低，而在短期的研究中，人类服用NAD前体作为补充剂是安全的 。这就是为什么现在很多衰老领域的研究人员都在服用这种补充剂。恢复老年人的线粒体健康（我们所有生物功能的细胞基础）是一个前沿领域，它可能对身体运转的质量产生巨大的影响。

第八章

仿生器官
新技术如何修复或替换不健康的身体部位

你已经充分了解心脏病发作的过程了。斑块在你的动脉壁上堆积（不健康的生活方式选择和／或遗传的结果）。斑块就像一个路障，因为它会使你的动脉变窄，改变你血流的方向和走势。等疾病进展到最后阶段，斑块会使动脉进一步缩窄，导致心脏血液供应不足。当血液流动异常时，氧气供应就会受阻，这时心脏病或中风就会出现。

当然，我们现在有很多治疗心脏病的方法，可以通过各种手术干预（支架、搭桥手术）来清理动脉或改变动脉的走向。但这些方法的代价都很高，患者可能需要做心导管术、心内直视手术，进行大量的康复治疗，患者的循环系统也可能会受损。

今天，研究人员正在研究一种新的、理想的、更有效的、侵入性更小的方法，在斑块堵塞血管并造成永久性损害之前，将其摧毁。

这种方法可能听起来像是一款电子游戏，你可以将由磁共振成像引导的某种纳米机器人送入血管中，它可以抓住斑块，把它击碎，然后身体就可以将这些碎片排出体外，与此同时这些机器人还可以修复受损的血管。（你会给它起个什么名字？斑块克星！）研究人员面临的挑战是如何破坏斑块，不让斑块顺着血液系统流动而造成其他部位栓塞。

在加利福尼亚州帕洛阿尔托附近的一个实验室里，人们正在动物模型上测试纳米机器人。人们构建了动脉粥样硬化的大鼠和兔子模型，同时让它们一直处于高压下，以促进斑块形成——让一只老鼠连续游泳数小时以维持生存，就像让你连续几天一直游泳以维持生存一样。这种活动产生的压力足以加速动脉中粥样硬化斑块的形成。

然后，科学家们将这些动物麻醉，把它们放进磁共振成像仪中，定位斑块，并将纳米机器人放入其血管中，同时给机器人提供击碎斑块的工具。

不需要手术，斑块就会消失。

我们不知道这些大鼠或兔子在手术后是否会感觉更好，但对人类来说，这种治疗的潜在好处是，你在进行心内直视手术后无须再进入重症监护室，也无须再进行后续大量的康复治疗。

以下是一些新技术的例子。

器官或组织再生：哈佛大学的一位教授正在研究一种技术，这种技术可以让膝关节前交叉韧带（ACL）自行愈合，而无须再利用异体肌腱或自体其他部位的肌腱进行替换。

这项技术需要在病灶处插入一个沙漏形的海绵，里面充满了患者的血液、生长因子以及再活化的干细胞，它会在两块撕裂的组织之间充当桥梁。[2] 桥状部分将得以生长并重新连接起撕裂处，所以你不再需要使用其他软组织进行侵入式的修复。这项操作的意义不仅仅是改善运动功能，它还可能有助于降低运动员（以及非运动员）接受膝关节前交叉韧带重建术后出现迟发性关节炎的概率。

人造器官：我们可能正在一点点接近所谓的长寿前沿的黄金标准——造出基因层面的再生心脏或人造心脏。克利夫兰医学中心的研究人员认为，如果他们有无限的资金，他们可能在不到 3 年的时间里就能造出一颗心脏并将其植入人体。

利用 3D 打印技术打印器官，我们已经在某种程度上实现了这一点——制造出了能像人体组织一样发挥作用的结构和材料（甚至是像肺一样的组织，它可以像真正的肺一样罹患新冠肺炎，可供人们研发潜在的治疗方法和抗病毒药物）。[3] 一家澳大利亚的公司最近开发了一种机器人设备，它可以打印人的皮肤细胞，我们可以用它们来修复创伤或烧伤造成的皮肤损伤。[4]

想象一下，你可以把你所有身体部位的信息代码存储在云端，利用这些信息创建自己器官的 3D 打印版本，并在必要时进行替换。比如，切除骨癌癌变区域，然后用形状、大小和强度相同的新组织替换现在的病变区域，同时以同样的方式连接自己的韧带、关节和其他骨骼。这可能在 10 年内实现。

蛋白质操纵：如果你能改造身体的某个器官或部位使其再生，或者能操纵身体正常运行的方式，那会怎么样？比如，在韩国，研究人员正在测试一种抗衰老药物，这种药物可以改变线虫细胞中蛋白质的活性。它的工作原理是，当细胞能量不足时，它会指示身体将糖转化为能量（这项技术延长了线虫的寿命）。[5]

修复工具：如果你想看看技术进步如何在长寿领域发挥作用，一个好方法是看看我们在心脏瓣膜领域已经取得了多少进展，毕竟心脏瓣膜会随着时间的推移而磨损。大约 10% 的 85 岁至 95 岁的人（年龄越大比例会越高）将不得不接受瓣膜修复或更换手术，而 25% 的 65 岁以上的人的某些瓣膜功能已经发生了改变。过去，更换瓣膜的方法包括心内直视手术，但是手术需要心脏暂时停跳，并使用体外循环机器来保证血液循环，因此手术风险很大。接受心脏瓣膜心内直视手术 6 个月后，17% 的患者出现了认知能力下降的问题。[6]

如今，微创手术可以通过血管将瓣膜运送到心脏的指定位置，最终完成瓣膜置换。不过，这仍然是心脏手术，所以仍然是个大手术，但做完微创瓣膜置换手术后，身体恢复的速度会快得多。[7] 如果人们能多活 20~30 年，我们置换瓣膜的需求就会更多，所以器官替换技术似乎走在了衰老研究的前面，这对我们来说是个好消息。

突破性进展

苏黎世的研究人员已经开发出一种叫"微型载体"的机器人，它们可以在血管内移动，运送药物。[8] 它们是迷你机器人（只有 0.25 毫米），可以通过我们的循环系统在我们的身体中移动。微型载体可以用来治疗动脉瘤，甚至可以辅助某些外科手术操作。这一发展可能会极大地改变医学。

瓣膜维护的下一个突破不是修复或更换瓣膜，而是延迟瓣膜的磨损，因为当瓣膜相互拍打达到每分钟 100 次时就可能发生磨损。技术进步在更换或修复解决方案中发挥了重要作用，但如果我们能做得更好，延迟疾病的发生呢？

高科技工具：人工智能、虚拟现实、技术更新、数据收集方法的进步等也将改变我们对健康以及我们能做什么的认知。我们已经有了一些可以让我们向医生进行即时咨询的应用程序，即远程医疗应用程序，它们在新冠肺炎疫情隔离期间发挥着至关重要的作用。这些应用程序使远程医疗得以实现，而这在以前是不可能的。那么当新一代技术占据主导地位时，会发生什么呢？数据收集方法的进步会更好地促进药物研发。可穿戴技术不仅可以实现运动追踪，还可以预测你的身体状态。人工智能可以在瓣膜磨损引发病变之前发出预警。疾病更容易被诊断出来，这也意味着推迟疾病的到来会变得更容易。

耶鲁大学遗传学研究人员开发了一种手持超声设备。[9]虽然它的清晰度不像价值10万美元的超声仪那么高，但这款价值2000美元的设备可以让健康超声检查变得简单而普遍，就像医生对心脏和颈部的检查一样。这种扫描设备可以帮助医生了解哪些人应该加强疾病预防，哪些人应该做出更健康的选择。

我们将看到科技行业各个领域的爆炸式增长。美国消费者新闻与商业频道最近的一份报告称，"长寿消费"预计将增长到6000亿美元，其重点包括大数据、人工智能、基因编辑、食品工程和治疗疾病的药物（被称为"登月药物"）。[10]而且，虽然这些"长寿消费"的研究突破最开始成本会很高，就像过去的创新一样，但随着时间的推移，它们的实际成本会迅速下降。曾经科幻小说中的场景先是转化为昂贵的现实，最终会变得很容易负担，而且能够普及开来。（全球健康研究所真正的"登月计划"是"消除可预防疾病"，我们将在第四部分详细介绍。）

因此，虽然我们的许多进步都围绕着细胞的衰老过程或遗传过程，但我们也将看到持续的、指数级的物理、机械和技术革命——这些变革将延长我们的寿命，提高所有人从中年开始的生活质量，很可能使我们的黄金年龄增加至少一倍。

我们最终可能不会拥有某种神奇药丸，或通过一站式的服务来延长寿命，但所有这些进步结合起来将有助于我们全面向长寿进发。你永远不知道什么样的新技术或新发展会拯救或改变你的生活，帮助你变得更年轻，无论是在此刻，还是在未来。

第三部分

长寿对财富和
健康的影响

社会、你的身体和你的生活

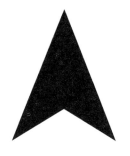

这意味着什么？这些医疗技术的进步将如何影响你的身体，以及与健康变化相伴的其他方面的变化，例如，社会和个人经济状况、你的职业生涯等？

接下来的章节将探讨"黄金年龄重启"的影响，同时会讨论社会将如何做出相应的调整，从而变得更有活力、更有生产力以及更加繁荣。

如此巨大的变化会带来挑战吗？当然会。我们很难看到你的生活、政策法规、整个医学界以及全球经济是如何同步变化的。但这种新的生活方式是可行的。我们预测，在未来的几十年里，我们的生活、寿命、身体和社会将会因为这些变化而变得非常不同。

第九章

为重启时代储蓄
我们将如何负担更长寿、更年轻的生活？

如果我们实现了长寿，那么除了健康问题，让我们害怕的次要问题是什么？钱花光了。[1] 这种情况主要有 3 个方面：

- 如果我们的寿命比年轻时想象的要长几十年，作为个人来讲，我们是否已经存够了钱，并进行了明智的投资？
- 在目前强调联邦债务融资的情况下，通货膨胀率是否会飙升，我们的储蓄是否会因此变得过少而无法维持生存？
- 政府是否有足够的钱继续支付老年人的养老金（社会保障）和医疗保险？

这些担忧是有充分理由的。就目前的情况来看，这些数字确实令人担忧。尽管与以往任何一代人相比，那些50岁以上的人为退休做了更充分的准备，但依然很少有人有足够的积蓄来应付与衰老相关的医疗费用和长期护理费用。而如果没有钱，那么长寿的前景听起来就像树皮味的牙膏一样毫无吸引力。新冠病毒已经向我们展示了，如果社会或个人没有适当的规划，没有足够的积蓄以备不时之需，那么结果会是怎样的。

那么，如何为未来几十年做好准备呢？随着数以百万计的人口的寿命得到延长，社会又如何在基础设施层面为应对这些变化做好准备呢？

我们认为经济的前景是光明的。在这一章中，我们将带你认识黄金年龄重启的社会学和个人经济学意义。当你看到这些数字时，你就会明白这一切是如何结合在一起的，以及你可以做些什么来让这个巨大的转变为你服务。

今天，工作到65岁是常态。（而且我们可以说大多数65岁的人的表现和行为状态都很好！）然而，我们很难想象80岁或90岁的人会成为主要劳动力，因为现在的预期寿命是78岁到81岁。但如果90岁或100岁在新时代只相当于40岁或55岁呢？至少，你可以想象越来越多75岁的人成为劳动力中的积极分子，毕竟这种情况在未来将每天都发生。

当你重新启动你的身体时，你也可以延展你的经济潜力，延长你的黄金岁月。当这种情况发生时，你可以感受到从恐惧到兴奋的转变，你将活得更久、更健康，经济上也将更安全。同样重要的是，延长你的黄金年龄对整个社会来说都有很大的正面影响。所以照顾好自己不仅仅是一种自我保护的行为，它还可以被看作一种利他行为。更好的你意味着更好的我们。让我们来解释一下里面的玄机。

社会经济学

如果不首先了解为经济做出贡献的人口数量发生了怎样的变化，我们要怎么知道用在老龄化人口、社会保障和医疗保健方面的资金总量会是多少呢？为了理解黄金年龄重启对经济的影响，我们首先必须深入展开对人口预测的研究。

虽然由阿片类药物、疫情以及肥胖导致的慢性疾病激增，且美国的平均寿命在过去的 5 年里有 4 年是下降的，但不使用阿片类药物的人和非肥胖者的寿命仍在继续延长。[2] 更好的疾病治疗手段，如预防心脏病的他汀类药物、癌症的免疫疗法的应用、生物技术革命和以往难以想象的医学进步，将是长期推动预期寿命延长的原因。反过来，这意味着即使出生率下降，人口增长的速度也将超过预期。

美国人口普查局的官方数据预测，到 2050 年，美国人口将比本书写作时多 5 550 万左右，达到约 3.9 亿的水平。[3] 还有人认为，由于生育率的变化，人口数量将会减少。他们认为，由于发达国家的人口预期寿命正在下降，其人口将大幅下降。虽然这在以前有流行病肆虐时发生过（美国现在有 3 种健康危机：阿片类药物滥用、肥胖和新冠肺炎疫情），正如我们在第一章中提到的，按照过去的情况，我们的预期寿命会迅速反弹。当我们调整这些估算参数以推测更长期的、"黄金年龄重启"时代来临的人群预期寿命时，我们认为这个数字将不止达到所预测的 5 550 万，而会接近 1.175 亿，甚至有可能达到 4.51 亿（我们把我们的预测称为"黄金年龄重启预测"）。这种增长的原因是死亡人数的减少，而非出生人数的增加。

我们的数据基于美国人口普查局所预估的出生率和移民率，但由于医疗进步和慢性疾病治疗水平的提升，50 岁至 90 岁以上人群的死亡率将大幅下降。

换句话说，即使出生率下降（但由于处于生育年龄的人口增加，总出生率略有增加），移民率在未来 30 年保持稳定，我们也相信，寿命延长将使总人口数比人口普查局预测的多 6 200 万人，即总增加人数将接近 1.175 亿。而且在大多数情况下，这群人在生命的最后 5～15 年（就像今天的情况一样）都将过着健康和高产的生活。也就是说，在年龄上他们可能是 70 岁、80 岁、90 岁或 100 岁，但他们将拥有我们认为的年轻 15～35 岁（或更年轻）的精力和体力。是的，如果 60 岁是新的 40 岁，那么到 2050 年，95 岁或 100 岁将是新的 45 岁。

下面的表格显示了我们对美国人口到 2050 年将如何按年龄细分的预估。（更详细的人口预测，见第 10 页的图表。）

表 9-1 各年龄段的美国人口变化

年龄	2020 年的人口（百万）	2050 年黄金年龄重启预测人口（百万）	美国人口普查局预测的 2050 年的人口（百万）
0~9	40.7	43.3	43.3
10~19	42.4	43.9	43.9
20~29	45.4	47.3	47.3
30~39	44.7	49.7	48.7
40~49	40.7	50.5	49.0
50~59	42.7	50.8	48.4
60~69	39.4	46.1	43.1
70~79	25.0	37.6	33.3
80~89	10.3	35.0	23.6
90~99	2.3	29.1	7.9
100~109	0.0	13.0	0.4
110~119	0.0	4.1	0.0
120+	0.0	0.5	0.0
总数	333.6	451.0	388.9

我们估计，到 2050 年，按照日历年龄来看，超过 10% 的美国人口将超过 90 岁，18% 的人口将超过 80 岁。相比之下，1960 年美国只有 9.2% 的人口超过 64 岁。但是，这些"轻老人"（年轻的老年人）将帮助增加为他们提供福利的社会资源，而不会为经济带来负面影响，也不会削弱政府支付社会保障和医疗保险的能力。更多的人所享有的时间实际上会是他们的黄金时期，他们会赚更多的钱，纳更多的税，为社会保障做出贡献，等等。表 9-1 和表 9-2 显示，不仅总的人口数量在急剧增加，老年人口的数量也在急剧增加。2020 年，19 岁及以下的人口占美国人口的约 25%。到 2050 年，这一

群体将占美国人口的约 19%。当你将养育 19 岁及以下人群的成本与工作时间更长的老年人的生产力进行比较时，你会发现，美国国内生产总值有了大幅提升。

表 9-2　美国人口世代变化

年龄段	2020 年人口（百万）	2050 年人口（百万）	人口差异（百万）	百分比变化
0~39	173.2	182.4	9.2	5.3
40~79	147.8	185	37.2	25.7
80 +	12.6	81.7	69.1	548

相较而言，那些预测出的未来人口数较低的研究也是基于出生率或移民率进行预测的，这一点我们并无不同。我们的不同在于，我们的假说涉及人口增长的第三个组成部分：死亡率。简单地说，如果没有像本书中所描述的那些包括基因研究在内的延长人类寿命的辅助措施（以及未来 30 年在这些研究的基础之上的发展成果有可能带来的变革），想象一下随着黄金年龄重启时代的到来，死亡率是否也将会下降。

例如，将白色脂肪变为褐色脂肪有望解决肥胖问题。这将消除大多数与肥胖相关的疾病导致的死亡。单是这一点，就会使一个普通人在 75 岁时的重启年龄比实际年龄小 20 岁（更不用说这将对价值超过 10 000 亿美元的减肥行业产生怎样的影响）。是不是觉得消除与肥胖相关的疾病不可思议？还记得吗？根除麻疹、腮腺炎、水痘和脊髓灰质炎曾经也是不可想象的。然而，现在大多数 40 岁以下的人对这些曾经常见的疾病毫无概念。

儿童和年轻人的预期寿命延长总是被视为一项重大的社会胜利（最忠实的马尔萨斯主义者不这样认为，但他们一直都是错的），因为人们知道年轻一代在未来许多年里都将是社会生产力的主力军。人们将认识到，具有大量产能的人力资本对社会来说极其宝贵（尽管这一群体中的部分成员将在较长时期内成为社会的负担）。对于老年人来说亦是如此。总之，更多的可以工作更长时间的劳动力不仅对工作的个体有利，也对整个社会有利，并且这将极大地促进经济发展，无论这些劳动力是年轻人还是"轻老人"。

随着预期寿命的增加，会有更多的（生产力更强的）人不断地工作和创新，因此人们的收入也会增加。这反过来又增加了个人和社会的财富。健康状况的改善（无论是通过更健康的生活方式、医疗技术、药物研发，还是靶向遗传和表观遗传工程实现的）将使每个人都工作更长时间，GDP 也会因此而增加。例如：

- 在美国，由于健康状况的改善，每个工作者每年只要多工作一天，美国每年的 GDP 就会增加大约 900 亿美元，并产生 150 亿美元的联邦税收收入。
- 按每人每年多工作一天的现值计算，社会财富将增长约 3.6 万亿美元，税收收入将增加 6 100 亿美元。这还只是多工作一天的情况，想象一下多几周、几个月、几年，甚至几十年会带来什么。[4] 此外，我们对寿命增加一年所带来的可观经济效益的预估还比较保守。安德鲁·斯科特、马丁·埃里森和大卫·辛克莱估计，寿命增加一年能带来 38 万亿美元的经济效益。[5] 这些预测表明，长寿对个人和整个社会有很大的好处。

这种由于寿命延长而增加的收入将用在许多重要的优先事项上，包括医疗服务和退休福利。此外，身体越健康，医疗支出就越少，因此老龄化带来的医疗成本就会减少。也就是说，健康状况的改善增加了人力资本的存量，这反过来又会产生巨大的收入和财富，减少医疗支出，更不用说让我们有更多的时间和亲人在一起了。随着工作者数量的增加，收入、福利和储蓄也会增加。

* * *

尽管许多人选择了不健康的生活方式，这促进了表观遗传的变化，导致了慢性疾病的增加，但是自 1880 年以来，人类整体的寿命每 10 年就会增加 2.5 岁（见第一章）。来自克利夫兰医学中心的数据提示，我们可以激发大量的工作人口做出更健康的选择（见第十二章）。此外，我们所描述的（和其他未描述的）治疗方法可能对所有人都适用，因此大多数人都将能够变得更年轻（如果他们在年轻时做出一些更健康的选择，他们也许会更年轻），这种状态已经可以使他们再工作许多年，并且他们要付出的医疗成本也会大大降低。如果更多的雇主、医疗补助计划和医疗保险计划采用这种激励的方式，那么大量的医疗成本将会被节省下来。

1.24 亿人多工作 5～10 年带来的收益是如此巨大，与之相比，每年多工作一天所带来的收益简直微不足道。到 2050 年，延迟退休且有劳动能力的人口将远远超过 1.24 亿。此外，这一额外的劳动力来源将倾向于老年人——这对联邦、州和地方政府来说是一个优势，因为 21 岁以下的人需要接受教育，也需要政府的教育支出，而 21 岁以上的人则更有可能缴纳社会保障、医疗保险、州税和联邦税。

人们经常指出老年人口带来的所谓的"财政负担"，好像人们应该 65 岁就死亡。但这是一种荒谬的思维方式，原因有很多。首先，这些人多年来在经济上支持前几代人，因此在退休后有权利获得一定程度的公众支持。对于这些人来说，剥夺他们的福利将是一种代际盗窃，他们在漫长的一生中不断积累，诚实付出，所以这些福利是他们应得的。

此外，许多人在 65 岁以后仍能很好地工作，在这种情况下，他们将继续享有"财政盈余"。而享有这些财政盈余的时间将在未来 30 年大大延长。虽然这些年龄重启的老年人的退休时间会更多，但他们也会通过更持久地支持前几代人，体现自己的价值。

另一个因素是与年轻人相关的巨大的"财政赤字"，但没有人会真的认为因为有这些赤字，我们就得消灭儿童。孩子们在年纪还小的时候就是一种经济负担（如今他们通常到 20 多岁时还是）。但人们明白，他们最终会成为重要的经济贡献者。随着年轻人在人口中所占的比例越来越小，年轻人带来的"财政负担"在 GDP 中所占的比例将逐渐下降。养孩子要花多少钱？很多。美国农业部最近的一份报告估计，养育 1～17 岁的儿童每年的成本为 1.2 万～1.4 万美元。对于大学生，每年还要支付 3.5 万美元的大学学费和大学生活的食宿费。此外，我们还要考虑他们的保险、汽车、假期和电子设备（更不用说那些看起来永无止境的电话费，网飞和声破天网站的会员费），以及各种社会项目的费用。这些加在一起，每个孩子很可能都会带来 30 万～50 万美元的财政赤字。由于未来儿童数量在减少，在这些成本上节约下来的钱将被用于其他地方，包括支持退休人员等。

为了让你了解这一模式将如何在实践中发挥作用，我们举个例子，如果今天 55 岁及以上的每个劳动者在未来 10 年内，由于健康状况的改善而多工作一年，每年的 GDP 将增加 3 400 亿美元（约 1.5%）。仅仅一年的增长就比预期多了 3 400 亿美元。因此，联邦政府的收入每年将增加 578 亿美元，而州和地方政府的收入每年将增加 340 亿美元。这一收益的现值是 13.6 万亿美元的 GDP 增长，2.3 万亿美元的联邦收入增长，1.4 万亿美元的州和地方政府收入增长。

也就是说，这些人只要多工作一年，所带来的社会财富激增就相当于当前 GDP 的 65%。而且，由于健康寿命将延长 10～20 年，工作寿命很可能会延长 5 年。如果所有劳动者的工作年限都延长 5 年，那么每年额外创造的财富将达到 1.7 万亿美元（占 GDP 的 8%）。（请记住，到 2050 年，工作年限延长的劳动人口数量将远超 1.25 亿。）如果在 2050 年，一个劳动者能活到 100 岁以上，而他决定多工作 10～20 年（也就是说，75～85 岁成为普遍的退休年龄），那么额外的产出和创造的财富将达到令人难以置信的规模！此外，在完成教育之前需要得到支持的人口比例将减少约 24%（19 岁以下人群的比例将从 25% 下降到 19%）。

值得强调的一点是，我们相信，随着黄金年龄的重启，人们的工作年限将延长 15～20 年。养育青少年成本的降低，加上 1.175 亿人口的增长、与慢性疾病相关的医疗成本大幅降低，以及未来 30 年不断提高的生产力，将使这些延长的岁月物超所值。

当然，社会需要相应地提高享受社会保障和医疗保险（或同等福利）资格的年龄。如果做不到这一点，那结果就好比让人们 40 岁就能领取退休金一样。罗马不是一天建成的，但是可以通过一代又一代人来完成。社会将会调整其机制，从来都是如此。

毕竟，社会将有足够的收入和财富来为未来买单。真正的问题是棘手的政治问题，因为每个人都希望别人来买单。政治就是如此，只要有充足的资源，政治家就会决定这些负担由谁承担。过去的做法包括调整退休年龄（退休年龄从来都不是固定的）、税率、联邦社会保险的起征点、受益人政策、福利等。这些领域将成为主战场，而是否有足够多的社会资源将不是问题。

工作年限的增加并不是异想天开。70 年前，即使没有退休金，如果一个人能活到 70 多岁，那么他也能继续工作，尽管当时的工作对体力的要求比现在要高得多。换句话说，"退休"是最近才开始出现的状态。1992 年以来，65～69 岁的人群参与工作的比率稳步上升，从 20.6% 上升到了 38.3%。[6] 这与更年轻的年龄段形成了鲜明对比，在此期间，年轻人的工作参与率从持平发展到下降。不足为奇的是，许多调查显示，人们在 64 岁后继续工作的主要原因是为了建立和维护社会关系，以及拥有额外的消费能力。[7]

与此同时，70～74 岁的人口的工作参与率从 11.1% 上升到 24%，75 岁以上的人口的工作参与率从 4.5% 上升到 10.5%。这种增长遍及各个教育阶层，但在拥有大学学历的人中最为明显。也就是说，社会上的高收入者最有可能延长他们的工作年限（而且大多数人现在已经学会了如何在家办公）。他们不仅继续从事生产活动，还会继续缴纳社会保障、私人养老金和税款。他们的黄金年龄将会延长。

这些数字表明，我们完全可以负担得起一个老龄化社会。事实上，延长寿命对我们的社会来说至关重要。如果人们寿命增加而健康状况却没有得到改善，这就意味着随着人们寿命的延长，社会的医药和医疗保健的成本将变得更高。而这种财政负担可能会压倒一个国家，使这个国家无力处理老龄化和不健康人口带来的问题。国家在意的不光是长寿，更是健康状态下的长寿。

正如本书前面所提到的，对每个发达国家来说，如果不增加人们健康的寿命，那么这些国家就将面临保障人民当前生活水平和支付医疗费用的挑战。

事实上，我们认为，年龄重启的长寿计划为社会节省的财富可能远比我们所说的要多得多。医疗费用占 GDP 的比例可能会有所下降。我们故意低估了节省下来的开支，因为我们不知道哪些进步最终会取得成果。

延长寿命对人类文明至关重要。在过去的每一个社会阶段，对社会和个人 GDP 增长影响最大的就是人的寿命——甚至比受教育程度的影响还要大得多。如果我们明智地使用这些额外的资源，我们就能过上更长寿、更健康的生活。（事实上，如果我们能健康地多活 25 年或更长时间，那么我们选择多工作 5~15 年是合理的。）

这些数字还表明，我们必须拥抱一种充满活力的生活方式，只有这样才能适应一个健康状况不断改善、人的寿命不断延长的社会。寿命的延长意味着人力资本的增加，GDP 也会随之增长。人力资本是国家真正的财富。寿命的延长也将在很大程度上抵消出生率的下降，老年劳动力的黄金工作年限更长，他们高收入年份产生的收入将远远抵销低收入、缴纳较低社保和税款的年轻劳动力比例下降带来的损失。

长寿的代价

如果到 2050 年，实际人均 GDP 每年仅增长 1.5%（低于历史标准），那么到这一时期结束时，人均实际购买力每年将增加 3.6 万美元，即从目前的 6.4 万美元增加到 10 万美元（比年复合通胀率高出 1.5%）。这意味着，从现在到 2050 年，平均每年人均实际 GDP 都将显著高于当前水平（过去也是这样），这意味着可自由支配的实际收入将远远超过今天。

信不信由你，这种实际收入增加的现值是人均 190 万美元。这一巨大的可支配收入的增长将被用于消费支出、退休储蓄、社会项目支持、社会保障的支出、一些经济异常情况下的开支，例如新冠病毒肆虐期间推行的《新型冠状病毒疫情救助、缓和及经济保障法案》以及医疗保险等。

此外，由于健康状况的改善只是延迟了人们需要为生病支付成本的时间，又延长了实际收入增长的时间，这样就可以缓冲最后几年老年时光需要支付的昂贵成本。例如，据估计，美国医疗总支出的 8.5%（约占 GDP 的 18%）都是在个人生命的最后一年支付的。16.7% 的医疗保健支出是在个人生命的最后 3 年支付的。这意味着，在处于生命最后一年的人身上花费了 3 230 亿美元，在处于生命最后 3 年的人身上花费了 6 350 亿美元。其中大部分钱用于住院治疗，还有一些用于长期护理和其他相关服务。

如果这些"生命最后的"3 年的医疗支出推迟 20 年，那么原本花在病人身上的钱就可以以更富有成效和更令人愉快的方式被使用（医疗保健成本没有下降，只是曲线变平了。也就是说，医疗保健的成本保持现在的水平或只是以经济增长的速度增长，而不是像过去20年那样以经济增长的3~4倍的速度增长）。如果我们将每年300亿美元的医疗支出推迟5年，那么社会目前将获得10万亿美元的收益。最好的理解方法是想象一下，如果人们把原本用于看病的钱投资于股票等投资组合，那么他们会获得多少回报。如果你有额外的5年不用花大价钱看病，你就省下了更多的钱，你可以通过复利实现财富增值。哪怕只省下额外5年的医疗支出，你省下的钱也可以呈指数级增长。简单地说，越晚花钱看病越好。要抓住的重点是，推迟生病能带来巨大的经济效益。对个人来说，推迟支付医疗费用意味着我们不仅能保留原本应该拿去看病的钱，而且能获得5年的复利。从社会层面上来说，这些人可以多增加5年的产出，这样老年人就不再是社会的负担，反而是一种巨大的社会资产。此外，我们寿命的延长还将使我们对商品和服务的需求增加，从而推动经济增长。当然，最重要的是，我们将有更多的时间和我们爱的人在一起。

此外，由于预计75%～80%的医疗支出都是用于治疗与生活方式相关的疾病，所以主动选择积极的生活方式，生活得更健康，可以极大地降低医疗成本。[8]即使只有40%的人口选择了更健康的生活方式，医疗支出也将下降约25%，全美每年的医疗支出将下降约9 500亿美元。这相当于仅仅选择更健康的生活方式，就可以节省出惊人的美国每年 GDP 的 4.5%！每一年！

想想每年减少 1 万亿美元的医疗支出会带来什么。"共识末日模型"显示，到 2027 年，美国每年的 GDP 为 30.6 万亿美元（名义上的），而其中的医疗成本将从每年约 3.7 万亿美元上升到约 5.9 万亿美元。届时，美国的医疗支出（其他发达国家的医疗模式和成本也和美国类似）预计将增长到 GDP 的 19.4%（这些成本可能在 2021 年就已经存在了）。这意味着人均医疗支出将从 2019 年的约 1.1 万美元增长到 2027 年的约 1.7 万美元。但如果只有 40% 的美国人口通过改善生活方式来实现自我基因修复和表观遗传的开关重置，那么到 2027 年约 5% 的 GDP（每年 1.5 万亿美元）将被节省下来（见第九章）。医疗保健成本仍然会增长，但会与 GDP 的增长持平或比它更低。

这种 GDP 的节流是很有可能的。自 20 世纪 70 年代起，医疗保健的支出占 GDP 的 6% ~8%。我们的基因从来没有改变过，但我们选择的生活方式改变了，这增加了慢性病的发病率。

* * *

所有这些都将实现真正彻底的黄金年龄重启，同时你可以控制大部分的结果。此外，由于花在医疗上的费用越来越少，越来越多的人开始更长时间、更健康地工作，因此人们将无须担忧私人、市政和国家养老金，医疗保险和社会保障

（或类似的福利）出现亏空。

当然，寿命延长也有消极的一面。明智决策的好处在增加，而不明智决策的代价也在增加。如果我们不随着时间的推移解决这个问题，它就会在健康、收入和财富方面造成更大的差距。我们活得越久，我们在工作、储蓄和健康方面所做的决定就会越多，这些决定会累积成为我们晚年拥有的优势或劣势。

个人经济学：复利的力量

你个人将如何为更长寿、更年轻的生活买单？这可以归结为两个点：一是通过延长自身有能力工作的时间来强化自己不断增强的赚钱能力，二是利用复利储蓄的惊人力量。我们已经解决了第一点，所以让我们更仔细地了解一下储蓄和复利的力量，以及为什么它是保证你在黄金年龄重启时代财务安全的关键。

如果从 25 岁起，你每年把收入的 3% 存起来，选择一个多样化的投资组合，其回报率为 5%，一直坚持到你按时退休，那么到你退休的时候，你的财务状况会很好。

按 5% 的年复利投资回报率计算，每多活 10 年，你的财富就会增加 1.6 倍；再多活 20 年，你的财富会增加 2.7 倍。再过 10 年，你的净资产又会增加到原来的 4.3 倍。

财富差距之大令人震惊。这意味着预期寿命的延长会加剧储蓄者和不储蓄者之间的财富不平等。看看下面这个案例吧，它完美地诠释了复利的力量。

想象一下，在 25 岁时，你赚了 30 000 美元（每小时 15 美元），每年能存下 900 美元（收入的 3%）。假设以 5% 的回报率计算，到你 95 岁时，最初 900 美元的存款（不包括额外缴款）会增长到 27 384 美元。如果你能活到 115 岁而不动用这笔钱，那么这个数额就会增加到 72 657 美元。这些财富都来自你一开始存下的 900 美元（仅占你当时微薄收入的 3%），是你以保守的回报率长期投资的结果。

如果你每年存收入的 3%，而你的收入每年增长 4%（1.5% 的实际增长加上 2.5% 的通货膨胀），那么复利对你意味着：

- 到 35 岁时，你的财富是 15 380 美元。
- 到 45 岁时，你的财富是 45 648 美元。
- 到 65 岁时，你的财富是 215 903 美元。
- 到 95 岁时，你的财富将增长到惊人的 140 万美元。

到 70 岁时，你最初投资的每 1 美元就能产生 1.6 美元的收益。所有这些都可以通过适当的储蓄和投资来实现。当然，每年存下收入的 6% 会比 3% 更好，获得的收益会更多，尤其是在你的收入也能相应地增长 3% 时。如果你每年存两倍的钱，你每存 1 美元就会有两倍的收益。具体地说，到 65 岁时你会有 431 806 美元，到 95 岁时你会有 280 万美元。关键是，储蓄和长期投资不只是"富人"的专利，只要你能尽早开始，你也可以实现这一切。

这个例子强调了早储蓄和及时储蓄（甚至是找一个有储蓄匹配计划的雇主）的重要性。这听起来可能很简单，但储蓄就像健康饮食和锻炼一样：越早开始越好。当你有疑问的时候，就多存一些。此外，请记住，你不需要成为投资天才，只需要投资一个由多种股票和债券组成的共同基金或指数基金。保持一致和耐心，最好设置成每个支付期自动扣款，永远不要做试图跑赢市场的恐慌卖家或炒短线的买家。如果你的雇主能够提供与你的储蓄相当的金额，那么你一定要多存一些钱。

耐心和务实地投资就像管理压力和选择健康的饮食习惯。同样的道理，不存钱或做出匆忙的投资决定对你长期的财务健康来说将是致命的，就像肥胖或吸烟对你的身体有害一样。就像你不需要成为奥运会马拉松选手一样，你也不需要成为出色的对冲基金经理，不是只有这样你才能为更长寿、更年轻的生活做好现实的财务准备。值得考虑的一个重要政策问题是，美国能否通过引入类似新加坡、澳大利亚和荷兰的强制性储蓄计划，来推行更明智的投资策略。这些强制储蓄计划之所以具有吸引力，是因为如果某个人终生没有存款，这对社会来说就是一种负担。强制储蓄计划减少了退休人口之间财富和收入的不平等，降低了人们花光所有积蓄、蹭那些储蓄者的利益的可能性。事实上，前面概述的储蓄计划就是强制性储蓄计划的一个大致轮廓，它可以帮助人们更好地为退休做准备。虽然每个强制储蓄计划都是独一无二的，但从本质上讲，它们要求人们将每 1 美元收入的 3% ~ 15% 存至一个由专业投资人士管理的延税退休账户，并接受监管和报告。等你到政府规定的退休年龄时，你就可以使用你在工作期间积累的储蓄了。如果你早早地经常存钱，这些计划将确保你可以更好、更轻松地享受退休生活。

继承浪潮

在未来的 30 年里，将会有一个巨大的继承浪潮，它将为年轻一代提供前所未有的、用来养活他们自己和老一辈人的资源。据估计，在这段时间内，那些即将去世的人将转给他们的继承人 25 万亿 ~ 40 万亿美元（扣除遗产税）的财富。[9] 这意味着这些老年人在年老时会回溯性地支付他们的社会成本，甚至会为社会提供更多的财富。我们打赌，这一数字将进一步增长，但遗产继承的时间将被推迟，因为美国的"婴儿潮"一代（1946—1964 年出生的一代人）比目前预期的更年轻、更健康。作为参考，在新冠肺炎疫情出现之前，未偿净的联邦债务总额约为 16 万亿美元，在我们编写本书时约为 24 万亿美元，这意味着美国人的遗产将仍超过美国的全部未偿联邦债务。

第十章

健康新高度
打造更好的身体和大脑，体验黄金年龄重启

思考这些医学进步如何运作是一回事，而开始思考它们如何在实践中发挥作用则是另一回事。它们将如何影响你的身体？它们将如何影响你的某个身体部位？哪些可以变得更好，哪些可能会出错？

在这一章中，我们将了解你身体的各个部分，以及当你准备重启身体的某些特定系统时，黄金年龄重启对你来说可能意味着什么。

你的大脑

要过上健康充实的生活，你体内的所有器官都必须运转良好。但是大脑——你整个身体的计算机——是最重要的。

大多数记忆丧失和脑部疾病领域的进展都与诊断有关，也就是说，我们最好在症状出现的 10 年之前就能预知你身体中存在记忆障碍的风险。根据我们的经验，记忆力减退是与衰老相关的最可怕的状况。很多人说，他们可以应对其他"硬性"病，比如心脏病和关节炎，但是，一想到不记得一秒钟前说过什么，或者更糟，不记得亲人的脸是什么样子，他们就会胆战心惊。这就是为什么许多人说他们不想活到 100岁以上。

但是，人们追求的脑部功能保护不仅仅是为了避免这些可怕的事情，它还关乎青春的存续，以及与青春有关的好奇心、学习、玩乐和关系建设。

大脑只有约 1 400 克重，却拥有大约 1 000 亿个神经元。这些脑细胞让你的生活中充满了记忆、感觉、决定和想法（你每天大约能产生 20 000 个类似的脑部活动）。你能理解 1 000 亿这个数字吗？你知道把 1 000 亿个什么东西装进一个中等大小的西瓜里是什么概念吗？（举例来说，1 000 亿枚硬币叠放在一起，相当于 3 个半珠穆朗玛峰的高度！）

讽刺的是，现代医学对大脑的了解仍然不多，尽管它是人类所知的每一项进步的起源。

虽然科学已经在理解神经功能和疾病方面取得了惊人的进步，但在衰老的问题上，大脑仍然是神秘的，在人工智能的问题上，大脑更是如此。人工智能可以处理一些任务而让我们的大脑专注于其他任务，我们的大脑会因此变得更好吗？或者，我们的大脑会因为过于依赖其他系统而出现能力衰退吗？新的进步会让我们更有力、更有创造力、更聪明吗？目前，这还很难说（而现在大多数研究都集中在阻止与年龄有关的脑功能衰退上）。

简单介绍一下大脑的功能：就像你的家通过电线从一个主电源接收电力一样，你的脑细胞接收的信息也来自一个神经元到另一个神经元的传导。当天气好的时候，这些电力可以清楚地传递过来，你不会碰到电力中断的情况。但是当发生风暴时会发生什么呢？

在大脑中，风暴以黏稠物或斑块的形式出现，它会不断累积，干扰细胞间的连接。这种斑块来自大脑代谢的废物（是的，所有器官都有代谢废物）。其中一些被称为微管相关蛋白，有些被称为 β-淀粉样蛋白，有些是边缘叶受累为主的年龄相关性 TDP-43 脑病蛋白。[1] 本质上，这些细胞代谢废物会诱发炎症，从而破坏大脑中的连接，就像暴风雨使树枝缠结，使电线失效一样。

这对我们的大脑造成了双重打击：我们通过不健康的选择积累了致病的斑块，而我们又无法清除它们。斑块的沉积又可能诱发炎症，从而导致痴呆。

好消息是：我们的身体有应对的机制。在人体内存在着淋巴系统，你可能很熟悉，淋巴系统通过肺部和其他废物处理器官（我们相信你也很熟悉）来清除废物和毒素。在大脑中，有一个类似的系统叫作神经胶质-淋巴系统（实际上是胶状淋巴系统，但我们称之为神经胶质－淋巴系统，因为我们认为这个词更好地描述了这个系统）。² 我们通常没有能力彻底清除某个区域的废物。毫不奇怪，这种情况在很大程度上与我们吃的食物、我们的运动量，以及我们选择的生活方式，尤其是睡眠状态有关。

当睡觉时，你无法喝水，你就会有轻微的脱水，你的大脑会有轻微的萎缩。你睡得越久，脑细胞收缩得越厉害，脑细胞之间的空间（你的神经胶质－淋巴系统）就会变大一点儿，这是清除脑部废物的关键。这意味着第六和第七个小时的睡眠是清除废物和减少炎症的关键，否则炎症就会破坏大脑中的连接和功能，包括产生新记忆的能力。³

不幸的是，尽管在过去 15 年里已经进行了 140 多项试验，但到目前为止，还没有任何药物被证明可以逆转阿尔茨海默病和大多数相关的认知功能障碍疾病。

研究人员一直在研究各种机制，以帮助减缓、停止、逆转和预防记忆障碍造成的损害，我们希望这种探索永不止步。它们仍然是医学的主要前沿领域之一。下面是一些已经取得进展或正在进行的研究。

- 目前正在研发一些针对大脑特定活动的药物。例如，有些旨在清除大脑中的斑块，有些则旨在从一开始就防止斑块的形成，还有些药物旨在与免疫系统协同工作，以协助它识别和清除有毒物质。

- 一些研究人员正在研究替换帕金森病患者的受损神经元的方法。这是一个艰难的过程。研究人员正在考虑使用胶原蛋白——你皮肤等部位的结构蛋白——来帮助移植过来的神经元。[4]

- AMBAR（阿尔茨海默病白蛋白置换）研究表明，血浆置换可以帮助减缓 50% 的认知能力的下降，甚至可能逆转早期痴呆的一些异常。[5] 美国食品药品监督管理局已经批准通过血浆置换来治疗其他疾病，如果这一结果能够得到广泛应用，那将令人惊叹。这确实是第一个被证明可以如此显著地逆转或减缓认知能力下降的过程，而且该过程得到了美国食品药品监督管理局的批准并在随机对照研究中得到了验证。然而，只有在早期就诊断出了痴呆，这一过程才能被广泛应用。

- 在痴呆的早期诊断领域，人们已经取得了许多进展，研究人员正在寻找在症状出现之前就能明确确定患病风险的标志物。[6] 人们希望，在早期检测并确诊后（在神经元被破坏之前），人们可以通过其他干预措施来帮助减缓疾病的进展。如果能够及早开始治疗，人们可能就会更容易地阻止疾病的进展。具体来说，研究人员正在研究血液测试，它可以帮助人们在痴呆症状出现之前就识别出其是否患有痴呆，甚至可能提前 5~7 年。[7] 这将是一种更经济的诊断痴呆的方法（与大脑扫描或脊髓穿刺等昂贵的方法相比）。最重要的是，它将给人们一个机会，通过生活方式干预来减缓甚至阻止痴呆的进程。其他研究则重点关注更精细的认知功能测试，以便能对疾病做出早期诊断。克利夫兰医学中心的一家初创公司已经找到了一种方法，可以在临床症状出现的 20 年前就预测到患者认知能力的下降。

但即使人们已经在探索这些问题了，我们仍远未能全面阻止阿尔茨海默病和相关疾病，更不用说逆转和消除它们了。因此，对你来说，利用你的自由意志这一伟大的天赋来预防它们是至关重要的。希望这几页详细介绍的内容将使你选择健康的生活方式，提高你成功减缓或预防大脑功能障碍出现的概率。

你的免疫系统

说到你的健康和长寿，免疫系统很可能是你最关心的。当我们想到世界上长寿最强大的敌人之一——癌症时，免疫系统显然是讨论的热点，正如第六章所提到的那样。在许多方面，免疫系统对我们个人和集体的未来都至关重要，它会使我们的防御系统更好、更持久、更强大地工作。

我们都对防御系统有所了解。它们就在我们的周围。我们的手机和电脑上都有密码。我们的门上有锁。我们有看门狗、保险箱、报警系统、远程监视和门岗监控系统，还有个人识别码。

防御是当今社会的首要任务之一。这不仅仅是因为外面总有坏人，他们热衷于寻找通过点击一下就从你的银行账户中骗走数千美元，或者让你为了重新进入银行账户而支付赎金的方法；这也是因为，简单地说，我们想要享受现在和未来对我们最有价值的东西——无论是我们的家庭、我们的金钱、我们的财产，还是我们的电子邮件账户。

你身体里最坚固的防御机制——你的免疫系统——是一个高度有组织的可移动的单位。

我们随时都能看到这个防御系统在发挥作用。当你刮伤的时候，免疫系统就会跑来修复组织。当你感染了讨厌的病原体时，免疫系统会让你咳嗽、打喷嚏、吐痰。当你扭到脚踝时，免疫系统会让你的脚踝肿胀。最终，它会帮你恢复。

然而，当我们谈论充满活力的长寿时，与之有关的不只是你的身体如何应对常见的感冒或关节受伤这类疾病，更重要的是，你的免疫系统如何应对那些如果不能战胜，就会杀死你的主要威胁。

这在致命疾病中表现得最为明显。

正如我们在第六章中所讨论的，科学家们正在夜以继日地研究如何根除复杂而不断变化的癌症。

你身体的防御系统有许多层面的保护作用和生物学作用。然而，总有一些"暴徒"想要入侵和破坏你的细胞。（或者对它们来说更理想的是，住在你的细胞里，并在繁殖时对你的细胞造成严重破坏。引起肺炎的新型冠状病毒就是如此。）

你的防御系统需要识别这些坏蛋，在必要时与它们战斗，并将它们从你的身体中驱逐出去，以恢复你的生物社会的秩序。

为什么你的免疫系统在 50 岁之后会慢慢衰退，目前还不清楚。也许它会随着我们年龄的增长而变得不那么具有攻击性，不再会去攻击我们体内突变的组织，因此自身免疫疾病就会出现。随着年龄增长，你的免疫系统可能会犯错，由于你所有的细胞都会因为生命过程中的错误而变化，你的免疫系统将变得更容易攻击自己的细胞。[8]

尽管老年人的免疫系统比较弱，但他们还是比儿童更少感冒。这是因为我们的系统会对抗原进行防御。我们身体中有过去击败过的病菌的抗体（储存在你骨髓中的浆细胞中，如我们在第六章提到的），它们会在这些抗原和病毒繁殖并引起疾病之前摧毁它们。

免疫系统老化的一些形式：

- 器官萎缩。当我们还年轻的时候，胸腺就开始萎缩。到了中年，胸腺就会只有最大体积的 15% 左右。额外补充的（重组）生长激素可能会再度激活你的胸腺，减缓免疫系统老化。但这种解决方案很复杂，因为重组生长激素除了减缓胸腺衰老之外还有其他的作用。[9]
- 效率降低。虽然 T 细胞的数量不会随着年龄的增长而减少，但 T 细胞的效率确实会降低。这会导致免疫系统的部分功能减弱。

- 战士失去力量。当你变老时，吞噬抗原的巨噬细胞的工作速度就会减慢。这种减缓可能是癌症在老年人中更常见的原因之一。

- 防御能力减弱。能够对新抗原做出反应的白细胞中的 B 细胞的减少意味着身体的记忆能力和自我保护能力下降。这些变化可能在一定程度上解释了为什么肺炎和大多数形式的感染在老年人中更常见，也更容易导致老年人的死亡，以及为什么疫苗对老年人效果不佳。

你的心脏和动脉系统

心脏和动脉老化问题导致了目前约 40% 的死亡，我们为延长寿命所做的大部分工作将继续围绕着保护心脏展开。[10] 新的进展将集中在治疗技术以及诊断法的提升上。

我们在治疗心脏疾病方面已经取得了令人难以置信的进步，毫无疑问，这些进步延长了人们的寿命。在展望未来之前，我们先来看看我们为未来的治疗和进展奠定了哪些基础，这很有启发性。在 20 世纪 60 年代之前，心脏病发作非常普遍（心脏病患者中有一半的人会在数小时内死亡）。因此，尽管在 20 世纪 60 年代，心脏病发作经常意味着被判死刑，但自那时起，情况发生了很大变化。

控制血压的药物就是一个例子。在 20 世纪 50 年代，本书合著者之一阿尔伯特的母亲被要求"只吃白米饭"来控制高血压。事实上，她的血压确实有所改善，但这种饮食结构让人感到痛苦。[11] 但在 20 世纪 50 年代末 60 年代初以前，我们控制血压的办法就只有这些了，尽管那时医学水平还在不断提高。

我们现在确切地知道，富含单糖和饱和脂肪及其伴随的氨基酸（我们现在知道，正是这些氨基酸促使饱和脂肪的摄入致人衰老）的食物是动脉老化的主要原因之一，所以我们可以通过低糖、含有健康脂肪的植物性饮食，来防止动脉老化，通过基本不含脂肪的饮食来逆转老化。[12]

现在在高血压治疗方面，我们已经有 150 多种药物被批准使用，目标是将血压控制在收缩压 125mmHg 以下，舒张压 85mmHg 以下。[13] 虽然降压药物最初是用来防止心脏病或中风复发的，但它们的作用很快演变为预防这些疾病出现。

相关的研究会不断取得进步。其他可以预防和治疗心脏病的干预措施包括：

- 使用除颤器。除颤器会使较强的脉冲电流通过心脏，以此帮助你活下来。
- 使用心脏起搏器。心脏起搏器可以改善心脏的电传导系统。①

- 心电图和脉氧仪检测。心电图可以检测出异常心律，脉氧仪可以提前检测出血氧含量的下降。
- 做手术。手术（开放式搭桥手术、血管成形术和支架植入术）可以清除动脉阻塞。②
- 药物治疗。如今，我们已有多种可以增加血流并减少炎症的药物。
- 瓣膜修复（见第八章）。

但是我们不能仅仅因为如今这些医学进展能够治疗多种疾病，就认为我们只做这些就够了。

_____

① 这项技术和除颤技术是由心脏病学先驱保罗·卓尔发现的。在第二次世界大战期间，卓尔被分配到英国的一个医疗部门。一天，在临时医院里，他正在帮同事给一个弹片伤患者缝合伤口。这个伤者正躺在地毯上，当时，外科医生让卓尔把手指放在伤者静止的心脏上，这样外科医生就可以缝合伤口。卓尔的脚在地毯上来回移动，当他移动躺在地上的患者时，脚和地毯的摩擦产生了静电，静电从他的手指传递到伤者的心脏，引发了心脏的再次收缩。卓尔医学产品公司由此诞生，并且至今仍是起搏器和除颤器发展的主要创新者。（自从 1971 年起，卓尔一直是本书合著者之一迈克尔的主治医师之一，他向我们分享了这个故事。）

② 1960 年，一项随机试验发现，开胸并在心脏周围的（筋膜）囊内放置一条动脉的怀恩堡手术是无效的，结果显示，锯开胸骨与怀恩堡手术一样能有效缓解心脏疼痛。这最终引发了放射线学家梅森·松斯的研究，他在克利夫兰医学中心发明了冠状动脉造影，以描绘负责心脏供血的动脉的解剖结构（据我们所知，他一边吸烟一边完成了第一张血管造影）[14]，这引发了冠状动脉搭桥手术的发展。然后人们开发了球囊手术，将球囊扩张导管送至动脉出现病变的区域，通过给球囊加压来扩张动脉血管，从而恢复血管内的血液循环。现在医生可以用金属网来支撑已经扩张开的动脉。

归根结底，心脏的主要工作是将营养丰富的血液输送到全身并清除废物。在工作正常时，你的心脏会"泵血"。血液通过心血管系统在你的身体中穿梭。在全盛时期，这个系统是一个运转良好的机器，它可以确保血液顺利流过心脏和血管，输送到你所有的器官。

但这个输送系统并不总是会平稳运行。有时，会有障碍物、路障和弯路导致系统工作效率降低，甚至根本无法工作。这些障碍以血糖、氧化的低密度脂蛋白胆固醇、载脂蛋白 B 的形式出现，有时也会伴随与之相关的血压升高、斑块和炎症等。当这些敌人变得势不可当时，你的身体就会启动"游戏结束"的信号。

当血液流动缓慢或受阻时，氧气就无法有效地进入（或根本无法进入）你身体的重要器官。随着时间的推移，如果阻塞过于严重，就会出现血流中断的现象，从而导致心脏病发作、中风和其他血管问题。而如果没有足够的血流，器官和系统的损害最终会导致器官功能障碍或衰竭。你的心脏也属于这些重要器官。如果心脏在哪怕几分钟内无法获得血液供给，那么一直努力工作的心肌细胞就会受损，而且很快就会死亡。

这就是为什么在心脏病发作的情况下，及时就诊是如此的重要。目前使用的治疗方法是开放血管，保存边缘细胞，并让垂死的细胞发出信号召唤干细胞和生长因子，这些细胞将在未来 6 周内变成心脏细胞。[15] 这些新细胞会成长为有功能的心肌细胞，增强心脏的收缩力，从左心室射出更多的血液。射血率——从左心室中射出的血液所占的比例——从心脏病发作后第一天的 15% ~ 25% 增加到 6 周后的 55% ~ 65%。你会再次感到充满活力。但如果干细胞不能及时到达损伤部位，或者干细胞没有得到合适并且足够多的刺激及生长因子（来自某些干细胞或垂死的细胞的外泌体）的滋养，它们就不会变成新的心肌细胞，心肌就不能射出足够多的血液。在肌肉细胞收缩的地方就会形成纤维瘢痕。或者如果心脏细胞不能在该舒张时舒张（心肌细胞在消耗能量后需要放松，以便在下次更好地收缩），你就会患上所谓的舒张功能障碍，最终出现心力衰竭。你的心脏就会无法供应足够多的血液以满足身体其他部分的需求。[16]

干细胞和生长因子（外泌体）治疗是心脏修复的前景，如第三章所述，我们可以切除瘢痕，用新的肌肉细胞取代瘢痕，这些肌肉细胞可以与现有的心肌细胞同步收缩，这样你的心肌就可以以正常的射血率（55% 或更高）将血液喷射到身体的其他部位。虽然自 2000 年左右以来，使用这些疗法的治疗一直很有前景，但我们刚刚开始开展严格的临床试验，如果这种治疗有效，那么到 2030 年左右它就能被广泛应用。这意味着，现在为自己的健康做些力所能及的事情是至关重要的，这样你就可以等到你的心脏能够从这些新的长寿干预手段中获益的时代。

你的关节、肌肉和骨骼

当涉及我们身体的物理基础结构时，我们确实可以替换相关的部件。例如，我们可以替换髋关节和膝关节；我们还可以修复撕裂的软组织，比如韧带和肌腱；如果算上义肢领域的最新进展，我们甚至可以用高科技的四肢来代替骨骼。

这些都是迄今为止取得的最好的一些医学进步，它们可以让那些身体部位磨损或正在经历慢性疼痛的人的生活回归正常。但是某些替换——包括那些涉及脊椎的，以及与它联结在一起的肌肉和神经的替换——将需要很长时间才能实现。

毫无疑问，我们大多数人都认为运动是理所当然的。你想伸手去拿架子最上面的杏仁酱，只要你的大脑告诉你的身体去做就行了。你需要去洗手间，你只要站起来走过去就可以了。午夜时分，你在巷子里遇到了僵尸，你的肌肉会开始活动，设法把你自己救出来。

虽然我们在运动方面做的很多事情都是不需要太多思考的（我们的身体听从大脑的指挥），但在幕后其实发生了很多事情，只有这样，你的身体才能够按你的要求行事。

举个例子，你身上有600多块肌肉，这些肌肉会给你力量，让你能够去完成世上的各种工作。肌肉疼痛也是我们面临的重要的健康挑战之一，背痛就是值得我们关注的一点。美国每年约有3 300万人次因背痛就诊，这带来了大约1.5亿～2.4亿天的工作损失，背痛通常源于肌肉组织问题，治疗方法通常是自我管理（改变睡姿、饮食，拉伸和加强锻炼）等，而不是侵入性的药物治疗。

这强调了我们的主要观点：我们还没有能够替换脊柱、椎间盘和周围肌肉的一流材料，但你可以为此做好准备，因为它们正在研究之中，很快就会问世。脊椎如此复杂的原因之一是它包含脊髓和脊神经的交叉点。脊椎和大脑之所以是最难替换或重启的部位，就是因为这个交叉点。第四章中介绍的关于抗衰老治疗的数据表明，我们可能很快就能找到解决背部疼痛的办法。

你的骨头就像你身体的杠杆。它们实际上可以自我改造。骨骼的结构并不坚固，而更像是一个矩阵，就像埃菲尔铁塔一样（事实上，埃菲尔铁塔是仿照人体骨骼建造的，因为它们太结实了）。当基质中的孔变得太大，骨骼变得脆弱时，问题就出现了，这就是骨质疏松症。

你的骨骼通常会自我吸收（变薄）并且每天都在发生聚合（厚度增加）。在过去，药物治疗可以帮我们抑制骨吸收，或者促进骨生成。但直到最近，每一种促进骨骼增厚的药物都会导致骨吸收，所以它们在与自己作斗争。安进公司的科学家利用非洲的一个罕见的骨骼强壮的家族的基因，研究出了一个伟大的成果，他们从这些家族成员的身体中分离并克隆了一种蛋白质，制成了一种既能减少骨吸收，又能增加骨聚集的双作用药物（罗莫单抗）。[17]这是大型制药公司将新的基因科学与卓越的分子生物学相结合的又一个例子，它将让你活得更久、更年轻。

骨骼之间的连接点，也就是你的关节，形状和大小各不相同。例如，你的髋关节是一个球窝关节，你的膝关节则更像一个铰链。为什么？因为它们的构造取决于它们要完成什么样的工作任务。你的髋部灵活性不大，因为它们需要保持稳定来帮助你前行。然而，你的肩膀往往有更大的活动范围和更多的灵活性，这意味着你的手臂可以向多个不同的方向移动。

关于关节，你可能面临的最大挑战是发生在其中的软组织（如软骨）的退化，这种情况被称为骨关节炎。当这种情况发生时，你会经历骨头对骨头的摩擦，这可能会产生极度的疼痛。你可以通过运动来产生润滑以减缓恶化，通过积极地管理压力来减少炎症，通过选择对关节有益的食物，例如海藻、鱼油（富含 ω-3 脂肪酸）和特级初榨橄榄油（富含 ω-9 脂肪酸），并减少摄入我们在第七章中提到的不良食物。令人高兴的是，这一领域已经有了许多医学进步，特别是髋关节和膝关节置换术。韧带修复也是如此，如今我们可以通过手术修复被撕裂的前交叉韧带和跟腱（尽管术后需要很长时间的恢复）。新的进展——如第八章讨论的——包括生长因子和吸附于海绵上的干细胞，能够连接韧带撕裂的两端，这可能会从根本上缩短恢复时间。[18]

就像汽车一样，我们的身体也不会永远年轻，永远状态完美。经过多年的使用，机体会磨损和分解。这就是生命的代价。"黄金年龄重启"的部分目标是帮助你减缓（或中止）随年龄增长而出现的不可避免的磨损。

如果你现在能通过自我管理以及选择健康的生活方式来优化你的身体，你就会活得更久，也可以为未来任何可能的进步做好准备。

运动是我们看到的进步最显著的领域之一。以 1974 年为例，美国大约有 67 000 例关节置换手术。到了 2019 年，这一数字达到了 140 万。到 2050 年，按照目前的速度，我们预计每年会有 600 万~700 万台这样的手术，手术数量将增长 360%（或每年约 5%）。虽然并非毫无局限性，但关节置换作为一个很好的例子，证明了医学进步如何大幅提高生活质量。即将到来的改变有可能完全抑制关节老化（见第四章），这对你来说也会更加有利。

你的感觉

随着年龄的增长，我们确实会把一些事情当作理所当然。如你所知，你并不会真正注意到在后台运作的机体功能，直到它们消失。当视觉、听觉和嗅觉等感官出现故障时，生命可能不会因此而终结，但这肯定会加速你认知功能障碍的发展、改变你的生活。

如果我们可以通过重新对细胞进行编程，使它们不会衰老，从而逆转失明或防止失聪，会怎么样呢？

我们的合著者之一阿尔伯特说，最大的两个健康奇迹分别是分娩和白内障手术。一个把你带到这个世界，另一个让你重新看清楚这个世界。当然，接受过紧急心脏搭桥或脑动脉支架手术的人可能会建议把白内障手术的重要性排在这两种手术的后面。但有一点说得很好：当我们考虑生活质量时，我们必须考虑那些让我们感觉更轻松，并且能更丰富地体验周围世界的事情。这能让我们和我们的大脑受到刺激，从而更长久地正常运转。随着年龄的增长，保护和恢复视力当然十分重要。我们已经在白内障手术、视网膜复位术等领域取得了巨大的进步。

现在，研究人员正在为新的进展而努力，如表观遗传重编程，通过它来激活针对眼部细胞、视网膜细胞以及特定的眼腺细胞的山中因子，以减少眼内分泌物，促进液体吸收（见第七章）。在动物模型中，这种表观遗传再编程已经逆转了青光眼造成的视力下降。[19] 随着年龄的增长，预防和逆转老年黄斑变性变得更加重要。

仅仅为了减缓老年黄斑变性，全球每年就有大约 3 000 万次眼内注射，这表明了这一疾病的流行性及严重性。它是老年人视力受损的最大原因，并且发病率会随着年龄的增长而增加，从 30 岁时的 0% 增加到 80 岁以上的 10%。但研究人员可能已经找到了一种方法，可以让我们的视网膜细胞保持年轻，并且能够让我们在有生之年都不失明。他们正在诱导细胞自噬（清除衰老细胞、用年轻细胞取代它们的自我修复过程），以阻止早期湿性老年黄斑变性引起的视力丧失。[20]
如第四章所述，人们已经发现，一种抗衰老复合物可以使患
有人为诱导的湿性黄斑变性的动物恢复视力。[21]抗衰老治疗
也可能是逆转严重黄斑变性导致的失明的关键性突破。

表 10-1 最常见的与衰老有关的眼部疾病

白内障	晶状体中有一片浑浊区域，它会阻止光线到达视网膜。大而厚的白内障必须通过手术切除（这是美国最常见的外科手术之一），并换上人工晶体，这可以使视力达到几乎 1.0。
老花眼	无法阅读小字，需要佩戴老花镜。
青光眼	眼压升高导致的视力下降。根据病因和严重程度，可以通过从药物到手术的多种方法治疗。
老年黄斑变性	黄斑是视网膜的中心部分，由称为视锥细胞的神经细胞组成。这些细胞的丧失会导致视力问题。
干眼症	当你的泪腺不能产生足够的泪液时，你会有眼痒、眼部灼烧感，甚至失明等症状。
视网膜脱离	视网膜的内层和外层分离会导致视力下降，这可以通过手术或激光治疗来恢复。

想象一下，当你 85 岁时，你可以用抗衰老治疗阻止视力
下降，然后对你的眼睛和眼部肌肉重新编程，让你的视力恢
复到 20 岁时的水平。在研究试验中，相当于人类 100 岁年纪
的老鼠的视力已经恢复到了相当于人类 20 岁时的水平。截至
2020 年底，这些疗法可能正处于后期动物试验阶段，也可能
处于早期人体试验阶段。

听力损失也是老年人最常见的疾病之一。随着年龄的增
长，耳朵中的毛细胞会减少，人的听力也会下降（这被称为

老年性聋，也可能是暴露在巨大噪声下的后果）。

人耳的工作原理是这样的：声波撞击像皮肤一样的鼓膜，鼓膜就像鼓一样，受到撞击时会产生振动。这种振动会导致体内与鼓膜相邻的最小的骨头发生振动，并导致听骨旁的蜗牛形耳蜗也发生振动。

这些振动在耳蜗管中的液体中传导，刺激这些耳蜗内部的毛细胞生长。由于毛细胞附着在神经上，当它们移动时，听觉神经就会被刺激，并向大脑发送信息，让大脑听到声音，了解你听到的内容。巨大的噪声——无论是突然的还是长期积累的——会导致液体在耳蜗中过于激烈地穿行，从而导致毛细胞的脱落。负责高频的耳蜗毛细胞更脆弱，如果它们受到损害，人们可能就会失去感知高音的能力，包括众多女性的声音，这是与年龄有关的听力损伤的明确迹象之一。

助听器和人工耳蜗是能够显著改善听力的两项基础技术。助听器今天也有了新发展，现在它们更易定向并且可以通过手机操控，价格也大幅度降低，而且由于沃尔玛和其他公司的推广，它们效果更好了。信不信由你，耳内毛细胞的再生已进入了后期动物试验阶段（碰巧的是，用于修复睫毛的血清可能也适用于耳朵里的毛发）。

让你的听力保持年轻的关键原因是：听力损失不仅会使你错失海浪拍打的声音或唱诗班的歌声，它还会对你的健康产生重大的长期影响。新的研究表明，听力下降与过早死亡和痴呆有关。[22]

在一项涉及 16 000 人的研究中，科学家们发现，在 45～65 岁之间被诊断为听力损失的人，在未来 10 年左右被诊断为痴呆的概率会增加一倍。而约翰斯·霍普金斯大学的一项研究发现，听力损失的老年人认知能力下降的速度比没有听力损失的人快 40%。[23]

这其中有什么联系呢？现在判断其是不是生理性的还为时过早，但主流观点认为，听力损失会导致人被社会孤立，而被社会孤立已被证明是导致痴呆和衰老的一个因素。你可以用助听器来改善你的听力。这个机会是新现实的缩影，你可以选择健康的生活方式，让你的身体和大脑在更长的时间内保持年轻的状态，为黄金年龄重启做好准备，成为更年轻的你。

第四部分

自我改造的科学

应对新变化，你当下应该采取的步骤

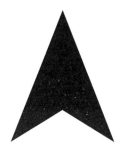

虽然科技在保持健康、延长寿命方面取得了令人难以置信的进步，但事实是，我们不能依赖他人来完成这项工作。我们越强大、越健康，就越能更好地为接受这些进步做好准备，并从中获益。重新编程你的表观遗传基因，以优化你的健康状态，并让你的身体更强健，这就是自我改造的全部内容。

　　在接下来的几十年里，你可能要做出数十个关于如何照顾自己身体的新决定，但这些决定应该始于此刻。从今天开始，选择正确生活方式以便为黄金年龄重启做好准备。下面的章节将告诉你该怎么做。

第十一章

决断与征服
好决策能够决定重启的成败

做决定对你来说并不陌生。有些是习惯性的（比如洗澡），有些很容易（比如喝大杯黑咖啡），还有少数一些是重大的（比如搬新家）。但无论你的决定是大是小，毫无疑问，你的大脑都会花费相当多的精力来评估各种选择。

人类最伟大的天赋之一是自由意志：我们的大脑可以自由地漫游和探索，做出可能好也可能坏的选择。自由意志使我们成为人类，使生命如此伟大。但自由意志也会导致有些人沉溺于海洛因或果酱甜甜圈。所以，不要让自由意志做出错误的决定，这可能会导致你以后没有能力再做出更好的决定。

据我们所知，黄金年龄重启不会是一站式服务。也许在2187年有可能，但在未来10年或20年内是不可能的。想想用抗衰老制剂来治疗膝关节炎的例子吧。也许它会让你跳舞时不再感到痛苦，但这是一个受限于某个时段的、循序渐进的过程。也许你应该等到疼痛进一步限制你的活动，或者值得冒险的时候再采取措施。我们将带你了解目前已知的好处和风险，但决定权在你。因此，你的决策——你的自由意志——将成为你是否能获得更健康、更强壮的大脑和体魄的关键之一。有了更棒的大脑和体魄，在未来你就会有更多的美好时光，也将有足够的资源为此买单。

在这一章中，我们将介绍那些帮助我们做出有利决定的主要原则，它们会帮我们过上更长寿、更年轻、更健康的生活。

决定I
掌控你的健康和财富

我们会讲一个你耳熟能详的故事。你认识的某个人得知自己罹患了一种糟糕的疾病。医生们说，前面的路很艰难。那个人周围的每个人都觉得很沮丧。他们试图为其提供帮助，但是感到很无助。

但随后发生了一些事情。那个治愈希望渺茫的人挺了过来。虽然治疗有效的原因可能有很多，但医学专家坚称，病人之所以能挺过来，是因为她有着健康的身体基础，她的免疫系统也很强大。在内心深处，你知道这是有道理的。虽然强壮的身体不能经受住所有的疾病风暴，但毫无疑问，强壮的身体肯定比虚弱的身体更能经受住风暴。

这个原则是我们在思考黄金年龄重启时的指导原则。

如果你能掌控自己的健康命运，而不是亡羊补牢，你就会准备得更好、更充分，同时拥有更强大的生物护盾。这同样适用于你的财务命运。你现在越强大，你对未来的准备就越充分。

为什么？

关于我们的时间表和这些抗衰老进展的可用性，还存在许多未知。这些新进展（从白色脂肪转化成褐色脂肪、干细胞再生、基因编辑、表观遗传重编程、衰老学、自噬、斑块清除、端粒延长、3D 打印以及器官和系统的人工增强）是否可用，这些技术在单次或多次使用时是否安全？随着时间的推移，它们将如何进一步完善？你目前的健康状况将如何影响你使用这些疗法的效果？行业将会发生怎样的变化，这些变化对个人收入和退休意味着什么？但我们知道，你可以做出选择，让自己能够从即将到来的变化中受益。

说到你的健康，你的"出厂设置"是大自然最巧妙的设计。如果能使这些器官保持它们的原装状态，那么当你使用重启方法时，你未来的健康水平很有可能会更高。

重启不应该是为了救命，而应该是为了强化生命。

你的未来取决于你现在的决定。好的决定将使你的身体和钱包都变得更强大，并且为享受黄金年龄重启做好充分的准备。

决定2
选择你的团队

我们知道，我们的生活、医疗和财务可能比拉斯维加斯的魔术师面临的情况还要复杂、微妙和棘手。你必须自己做决定，选择对你最合适的。

你能做的最重要的事情就是确保你周围有一个充满爱意的、博学多识的、忠诚的团队，其中包括家人、朋友，当然也包括值得信赖的专家（从医生到财务顾问等）。为什么？因为如果想做出最好的决策，不能仅靠你的直觉，甚至仅靠这本书也不够。你需要从爱你的人那里获取一些观点和见解，这些人可能比你知道得更多。

你身边可能已经有一个强大的团队了。如果是这样，那么你已经领先很多了。但如果你处于还在努力寻找或发展自己的顾问团队的阶段，那么你需要考虑一些事情，比如：

信任。这当然是随着时间的推移而建立起来的。最终，在做出涉及你的身体和金钱的决定时，你必须知道你的团队是从你的最大利益出发而进行考虑的。

知识。你的团队是否了解最新的研究，了解如何评估信息，并做出明智的选择？这并不很容易得知，但你可以通过提一些犀利的问题来做出判断。

诚实。你的团队不应该只是对你目前的观点点头称是。他们应该足够在意你，会反驳你、挑战你，也会说一些逆耳忠言。

你需要诚实和有好奇心的团队成员，他们重视信息的价值，会把你的最大利益放在心上。你的父亲、母亲、兄弟姐妹和配偶可能会爱你、关心你，但作为团队成员，他们也必须有好奇心而且重视信息的价值，以帮助你做决定。关于你的决定和健康，我们还相信另一件事：如果你需要做出选择，涉及要做 3 天以上的事情，或者其影响将持续超过 3 天，那么请再多征求一个意见。请记住，在约翰斯·霍普金斯大学，当专业的病理学家对活检标本进行分析时，他们经常对癌症做出误诊。[1, 2] 你必须根据你的决定对你的团队进行分类，随着时间的推移，有人会去世，有人会离开，友谊会发生摩擦，新的生活挑战会出现，你的团队将需要不断更新。在下一章的计划中，这个团队将开始为你出谋划策，但你将需要一个持续的团队来帮助你做决定，决定何时、以何种方式做出特定的选择对你个人才是真正有利的。

决定3
本能与理智之战

你的身体生来就会和谐地工作。当你吃三文鱼（X）时，它会发出信号启动消化程序（Y），并决定如何将这些热量转化为能量（Z）。当你看到房间里的沙发需要移动（X）时，你的大脑会告诉你的肌肉收缩（Y），你的腿、核心肌群和肩膀都开始使劲儿，以抬起那个紫色花纹的沙发（Z）。

这就是它应有的运作方式。

然而，时不时地，你身体的各个部分会表现得更像友好的敌人——相互竞争，而不是相互合作。

当涉及做决策时，我们会看到以下这些情况正在发生：逻辑与爱的较量、需求与欲求的较量、理性与情感的较量。

这是有充分理由的。从进化的角度来看，我们需要能带有情感地做出反应。情绪由大脑中一个叫杏仁核的部分控制，我们对情绪的反应很快，它让我们甚至不需要思考就能做出决定。当关系到生存时，这是有道理的。（你看到草丛里有黑色的东西在滑行，你会赶紧跳开。有蛇！宁可利用我们本能的恐惧情绪先跳出来，哪怕后来你意识到那只是一根花园水管，也不要花几分钟用逻辑思考，结果最后被眼镜蛇咬到脸。）

情绪反应就像我们对蛇的反应一样：因为情绪出现得很快，所以它们有助于我们生存下去。

当然，我们也需要大脑的帮助，不是所有的事情都能通过情绪反应来决定。在遥远的过去，我们需要逻辑和执行能力来弄清楚如何建造庇护所，并在狩猎了一天之后记住我们的营地在哪里。这种决策需要花费更长的时间，因为做出决策的过程——发生在大脑额叶——需要神经系统工作更多的时间。

逻辑推理帮助我们生存了下来。

快进到当代。在我们做出选择时，仍然有两种力量在起作用：快速反应的力量，以及花费较长时间的执行力。[3]

尊重这种本能有意义吗？是的，当然。我们应该让情绪引导我们。你爱你所爱的东西，因为这样令你感觉很好。

但是，情绪化的、反应性的过程是做决定的最好方式吗？当然不是。坦白地说，这也给我们带来了诸多麻烦。我们经常看到东西就买，而不考虑我们的预算（这就是为什么我们会有这么多的负债）。我们看到美食就想享用，而不遵循科学的饮食指南（这就是为什么我们会有这么多脂肪）。我们做出的决定可能会让我们在短期内感觉更好，但会在长期内造成严重后果。

在很多方面，这并不是我们的错。我们的身体会本能地先做出反应，因此我们会受到亚马逊广告和百货店商品的影响，即使我们知道，从长期来看，这些东西并不是我们最需要的。通过这种方式，我们的大脑和内心（实际上是我们大脑的执行功能部分和我们的爬虫脑）会在做决定的时候打架。

有简单的解决方法吗？没有，但有一个策略：投入一点点的耐心。也就是说，如果你能推迟你的情绪化决定，有时甚至只需要几分钟，你大脑的执行功能部分就会有时间来处理信息、权衡利弊，并做出对你最好的决定。

这种方法每一天都在起作用。当涉及饮食时，当你做消费决定时（你现在想要什么与你可以为未来攒下什么），它都会起作用。

假设你已经决定吃得更健康，也许是为了减肥，也许你只是想更好地控制你的饮食。这是一个重要的、发散的决定。但明天是读书会，读书会就意味着：满杯的葡萄酒、满溢的奶酪火锅和随时触手可及的牛奶巧克力点心。你情绪上的反应会是：这些看起来不错；我喜欢这些；吃吧；真香。

在这种情况下，在许多类似的情况下，你的健康会受到影响。你需要花时间来抑制你的本能。这并不总是很容易，就像弹钢琴或解数学题一样，需要一些练习和投入。但是，在做出快速决定之前暂停一下，真正思考一下收益和风险，这是值得的。

决定4
把问题想透彻

有些人做决定非常快（这涉及爬虫脑，但是通常不是做决定的最好方式），而另一些人则需要花费很长时间，他们因为恐惧而变得太麻痹，无法前进。一些人会做一个清单，里面包括赞成和反对的内容，而另一些人只是说管他呢，然后就去做了。那么，根据决策专家的建议，最好的策略是什么呢？以下是我们最喜欢的几个策略。

本杰明的赞成与反对清单。本杰明·富兰克林对这个概念进行了一个很酷的改进。他不只是列出利弊，看哪一栏更长，而是列出清单，并给每一项分配一些"权重"。[4] 然后，他会把权重相等的项目划掉，这样就可以很容易地看出结论是赞成还是反对。

提醒自己你的目标是什么。有时候，在做临时决定的时候，你会忽略大局。当你在做重大选择时，你不仅要写下选择，还要写下你的最终目标。你不仅要看你当下的决定会对你的目标产生怎样的影响，还需要看看一年后的影响。《哈佛商业评论》还建议，写下现有决策的替代方案，以及这些方案对你做选择会产生什么样的影响。《哈佛商业评论》还发现，如果一个管理者能够遵循包含这些步骤的流程，他就能更快地做出决定，节约做决定的时间。[5]

厘清你的想法。有些研究表明，寻找你最初忽略的东西是很重要的（也许你是由于在潜意识中对某个决定有偏见而忽略了它）。因此，当你仔细考虑一个决定时，你可以试着找出你可能错过的信息——整个事件中的漏洞。这又回到了我们讨论的观点，在很多情况下，你需要让你的执行力压倒你的本能。

决定5
个性化的医疗方案

对你有益的东西不一定对别人有益，反之亦然。听听下面这个故事。1985年，美国一家大型制药公司进行了一项研究，它在两种动物模型中成功治愈了乳腺癌。这种疗法在一期人体试验中没有显示出重大的安全问题，但在二期人体试验阶段失败了。问题出在所选择的患者组群上。一半的患者身上有使其无法代谢该药物的基因，药物因此产生了毒性；另一半患者身上有导致药物代谢速度过快的基因，这些药物对他们来说没有任何作用。2010年，在对人类及其肿瘤的基因测序变得越来越普遍后，人们终于发现了这个问题。研究人员意识到，自1985年以来，这种有益的药物并没有帮助到它本可以帮助的数十万人。重点是：人类基因组计划让人们更好地理解了为什么某些东西对某些人有害，对另一些人则有益。这推动了让我们活得更年轻、更长寿的科学的进步。

在医学领域，当涉及诊断和治疗时，定制化可能会成为主流。[6]但同样的理论也适用于你和你的自我管理。

在你追求健康生活和为长寿储蓄的过程中，有一些推荐的做法。你必须意识到，你的身体、你的环境和你的处境可能是不同的。因此，根据你的情况调整、定制适合自己的决定是可行的。决策过程中的步骤之一是了解你的风险和收益是什么，并在你做出决定之前考虑风险收益比。例如，在决定是否使用新技术时，你应该和你的医生讨论，因为一些技术可能是"吾之蜜糖，彼之砒霜"，而这取决于你身体的运转情况。

第十二章

塑造未来的你
为了更健康的未来，现在就开始更健康地生活

花点儿时间想象一下世界上你最喜欢的并且需要爬坡的地方。它也许是罗马的西班牙大台阶或是西藏的布达拉宫，或者是你所在的地方的公园里一座宁静的小山丘，或者是你最喜欢的球队主场的最上面一排。

现在，想象你已经到达了顶端。向下看一看其他向你走来的人。你会看到两种人。

第一种是精力充沛的人。这些是有活力的人，像袋鼠似的一路爬上来。他们微笑着，大笑着，几乎没有出汗，完全享受着旅程。他们对到达目的地感到兴奋，并且迫不及待地想要欣赏到达后才能看到的风景，尽管这些需要一些努力。他们尽力跑得飞快，这很有趣。

第二种人在苦苦挣扎。他们在爬上来的过程中，要停下来喘 10 次气。每，一，步，都，花费，他们，如此多的，精力。喘啊，喘啊。我们，到，了吗？

许多人甚至拒绝尝试爬坡。

你很可能更接近其中一种人的状态。除了旅行的速度和放松程度，他们之间还有什么不同呢？是的，可能是他们的体型或年龄。最重要的是他们的整体健康状况。但你知道吗？他们是否有活力其实与他们的基因关系不大。

他们选择的生活方式才是更重要的。为了为黄金年龄重启做好准备，你必须愿意做出改变——不仅要获得并保持健康，还要能够在机体需要时完成自我修复。前方肯定会有一个梦幻般的未来。但如果你想要享受未来，享受长寿，你现在就需要成为自己的基因工程师。这样一来，如果你想的话，你就真的可以改变你的家族史。这很重要，因为今天美国大约 40% 的过早死亡都与生活方式的选择有关。生活方式和基因是交织在一起的，因为你的生活方式会影响一些基因的功能，从而影响你的身体功能。也就是说，在 1 500 个"被开启"的基因中，你的选择决定了其中的 1 200 个，同时，你的选择也决定了其他 21 000 个基因的"关闭"状态。

无论你是一个能轻松爬上斜坡上的人，还是一个挣扎着爬到顶端的人，你之所以在那里，都是因为你自我设计了你的身体。你通过对器官、组织、体液、系统以及你的整个身体所做的一切而对你的身体功能产生了影响。

对基因表达的研究表明，你可以通过改变生活方式来开启或关闭某些基因。在实施饮食干预、压力管理和体育锻炼等生活方式干预后，男性能够关闭促进前列腺癌生长的基因，并打开一种会产生导致癌细胞自我损毁的蛋白质的基因。同样的过程也适用于结肠癌和乳腺癌。生活方式的改变会打开抗癌基因，关闭促癌基因。[1]

你有能力改变你的身体工作和反应的方式，你也有能力决定最终你会活得多健康以及活多久。

这就是基因的重塑。

你可能从来没有上过化学、生物、物理或工程学的课。你可能对DNA和细胞只有一个模糊的概念。然而，你是你自己的最高基因工程师，每一天，你都有能力决定成千上万的基因哪些关闭、哪些开启。每一个健康的行为都会打开促进年轻的基因，关闭导致衰老的基因。这个过程是数百万年进化的结果。好的选择会导致更多优质蛋白质的产生，而坏的选择会导致更多坏的、破坏性的基因被开启。

你一生中每一天所做的决定都会引发这样的过程。它的发生是因为你今天吃的食物，以及在之前的数千天里吃的食物。这些选择可以让你健康，而健康状态本身也会帮你在有需求时修复自己。因此，你一生中的小决定——是否有规律地锻炼、是否吸烟、如何应对压力——将会决定你是飞速爬上斜坡，还是挣扎着爬到顶端，抑或完全避免面对这些难关。

阶梯顶端只是一种比喻，用来比较处于健康一端与另一端的人。但更重要的一点是，不管你是在比较上台阶的能力、衣服的尺寸、个人的精力和活力，还是就诊次数，这场为长寿和"年轻"而战的斗争，远非你想象的那样，是由预先设定好的基因决定的。事实上，科学告诉我们，当你在 6 岁以下时，你身体上所发生的事情是由基因决定的；但当你 55 岁时，你 80% 的健康结果是由你的选择决定的，你的选择决定了你的哪些基因是开启的，哪些是关闭的。[2] 因此，尽管你出生时的基因组成肯定会对你最终的健康和寿命产生一定的影响，但生活的结果更多的是通过你的行为、选择和决定来实现的，而不是基因。

最终，我们认为，通过生活方式的选择来追求最佳的健康状态及追求青春是必要的，有 3 个主要原因。

你现在就应该打好一个坚实的基础

你可能认识一些从可怕的疾病、事故或手术中幸存下来的人。这些故事中经常出现的一个主题是，这些人原有的身体和精神力量让他们的身体能够应对艰难的战斗，使他们更好地应对他们所承受的压力。[①] 在新冠肺炎疫情中就是这样，

---

① "真实年龄"的概念就是这样诞生的。[3] 你每年轻 10 岁，你的并发症发生率及术后死亡和残疾的风险就会降低 3/4。因此，迈克尔医生提出了"真实年龄"的概念，它的意思是基于你的健康状态和生活方式选择，结合你的基因来定义你身体的实际年龄。它可以用来激励需要接受大手术的患者在术前两周之内做出相应的选择，这种选择相当于使身体状态年轻 10 岁或更多。采用这种策略的机构，如加州大学旧金山分校、芝加哥大学和克利夫兰医学中心，他们的患者手术预后比同期的同行机构要好得多。其中一些手术预后的改善可能归因于这种术前的健康优化方式。

超过 85% 的需要重症监护的患者，或是死亡率更高的人群，或是年龄超过 70 岁，或是患有下述 6 种疾病中的一种或多种：肥胖、高血压、2 型糖尿病、心脏病、慢性肺病或免疫功能障碍。[4] 我们假设，当涉及长寿时，也是一样的道理——也就是说，通过健康的选择进行自我基因工程改造，将帮助你预防慢性疾病，为你的长寿做好准备。你的身体越好，你就越有机会应用新的更高层次的抗老方案，你的并发症也就会越少。起跑时越强壮，你在整个比赛过程中就会越强壮，并将一直持续到终点。

尚不清楚你的年龄能重新启动多少次

也许在 25 世纪的世界里，会有一些类似化妆间的地下墓穴，你可以走进一个小房间，清除你抽过的每一根烟、你吃过的每一根炸薯条。但在可预见的未来，更有可能的是，你是否有机会最大限度地重启，取决于你是否致力于通过已被证实的手段——补充营养、体育锻炼、睡眠、戒烟和压力管理——来改善你的生理状况。这些天然的方法可以用来调控你的 DNA 开关，它们可能不像激光那样精确，但仍然有很好的效果。

无论发生什么，你的大脑都需要你

正如我们已经讨论过的，对大脑的研究仍然是生物学的前沿研究。因此，即使科学发展最终让我们有能力去纠正我们的细胞、基因和其他的身体运转机制，当你的大脑宕机时，你也就宕机了。为了最大限度地实现更持久的青春，你必须自我管理你的 DNA 开关，以保护你的大脑。

最好的消息是，对于保护大脑，你可以采取的措施与你能采取的保护身体其他部分的措施是一样的。当你努力让你的大脑像新的一样好时，你就是在重新启动你自己的 DNA。你每天都可以这样做。

起作用的改变

让我们回到汽车的比喻。即使你对发动机、火花塞或变速箱一无所知，你也知道这一点：你的车是一台由许多活动部件组成的复杂机器。它有能力把你从一个地方带到另一个地方。

这辆车可以是同类车中最好的——漂亮、高端、流线型设计，即便司机在开车时有些鲁莽，也不会怎样。然而，世界上设计最好的汽车（你出生时被赋予的初始基因），如果司机酒驾或蒙着眼睛驾驶，那么它还是会撞车，而一辆普通的汽车在技术高超的司机手中也可以毫不费力地行驶。

下面概述的 5 个主要行为已被证明对你的生物功能影响

最大，我们将在第十三章的健康计划中进行更深入的讨论。

科学即将为我们提供一个伊甸园——一个不仅能延长寿命，而且能延长青春的机会，或者更确切地说，是延长黄金岁月的机会。不过，如何利用这段时间就看你自己了。

表 12-1　对你的生物功能影响最大的 5 个行为

你如何放松、你的朋友及目标发挥着怎样的作用	吃什么、什么时候吃
当你压力很大的时候，你体内激素的连锁反应就会被触发，它会成为你老化的第一元凶。消除压力是不可能的，但是你如何应对压力决定了它对你健康的影响。朋友和目标是压力管理的关键。[5][6] 他们可能会帮你从压力中抽身，以赢得激素之战。	你的能量代谢会触发多个生物过程，这些过程会影响脂肪储存、胰岛素产生、动脉健康、捕获衰老细胞的基因以及促进新细胞形成的基因、生长激素（包括大脑和脊髓的特定生长激素）、干细胞等。你的细胞和系统会日复一日地持续代谢燃料，因此它是影响你健康的第二大元凶（压力是第一元凶）。[7]
如何睡觉	如何运动
睡眠是你身体的重置按钮，这是由于睡眠的质量和时长对于大脑健康至关重要，更不用说保持最佳状态，保持精力充沛，并减少疲劳了（这与肥胖和其他健康问题相关）。	积极运动对新陈代谢、骨骼健康、心血管强度、关节健康甚至大脑及其他生长和修复因子都有重大影响，因此积极运动对长寿来说至关重要（另一方面，不运动则容易导致死亡和残疾）。
不吸烟	
消除香烟烟雾等毒素，减少接触其他环境毒素，将大大降低直接的健康风险（如患痴呆、癌症和心脏病的风险）。它还有助于减少会让身体和大脑无情老去的炎症。其他非受迫性错误行为，比如吃饭前不洗手，开车 / 走路时发短信，都是会缩短寿命的行为。不吸烟就像避免做出这些行为一样。	

你不会一直都是完美的，你的身体也不会一直保持完美。你的寿命更多地取决于你每天所做的事情的总和。你可以把

自我重塑想象成你终生培养的任一技能，无论是打篮球、弹钢琴，还是学习一门外语。你会没有命中、按错键、说错话。但是当你坚持练习这项技能时，你往往会变得更熟练，准确度也会更高。

我们在这里的目标不是告诉你"做这个"或"做那个"，而是要让你相信，你能控制的远比你想象的要多。我们怎样才能激发改变？我们如何才能做出改变？我们如何一起努力做出更好的决定？

我们正处于获取信息的高峰期，拥有有史以来医学上最先进的健康产业。然而，2/3 的美国人超重或肥胖，数百万人将死于与选择相关的健康问题，或因这些问题而患病，包括心脏病、肺癌、中风、糖尿病和痴呆。而数据显示，人们有可能降低超过 60% 甚至 80% 的疾病风险。[8]

找到正确的方法来激励自己，以做出更好的生活方式选择，这并不容易（我们已经非常有效地将我们的不良生活习惯输出到了几乎所有其他发达国家）。这要是很容易的话，减肥行业就不会每年产生数十亿美元的收入了，也就不会有人吸烟或吸电子烟了。

然而，我们确实有一些线索，知道什么可能有效，什么已经生效了。

问题是：你想尝试吗？你能让它帮你变得更健康吗？

成功且持续地做出明智的健康选择的有效方法

这里有一个反复上演的场景。帕特很健康。生活出现了难题。帕特变胖了。然后他又胖了一点儿。他需要换新衣服了。医生说他血压很高，或者低密度脂蛋白胆固醇很高。天啊，帕特需要尽快做点儿什么，否则帕特会死的。帕特开始学习如何烹饪羽衣甘蓝，让它口感更好，并且让自己爱上吃羽衣甘蓝，还有三文鱼，还有豆子。帕特瘦了，而且感觉很好。然后生活再次出现了难题，该死的，帕特因为压力大就觉得自己有资格吃上一背包的玉米片。帕特再次背弃了他的生活方式，然后他又被激发了，又开始健康生活，然后他又反复，又背弃了健康的生活方式。一次又一次。帕特真是个可怜的基因工程师。

与此同时，帕特以及数百万徘徊、挣扎、尝试和哭泣的美国人都被困住了。这是因为，即使我们不知道营养和运动的每一个细节，我们也知道我们需要怎么做。但改变是困难的，也是痛苦的，而且改变总是让人不舒服。所以我们蒙上眼睛，假装不知道如何改变，并尽我们所能继续前进。

但如果你所做的选择带来的伤害多于帮助，那么你应该做出改变，并且改变你的习惯。那些成功改变生活方式的人

有几个共同点：①

　　他们会为了以下这些目标而奋斗。最健康的身体要在 6
项关键指标上达到"正常"或健康水平。通常情况下，可以
使用我们在这里提到的"6 项正常 +2 项额外要求"来评判，

---

　　① 2008 年，克利夫兰医学中心为其 101 000 名员工及其家属提供了"自我保
险"，开始了一项帮助他们变得更健康、降低他们及其家属医疗成本的项目。（迈
克尔医生曾担任克利夫兰医学中心的首任首席健康官 12 年，现在是名誉首席健
康官。）

　　员工及其成年子女获得了越来越多的经济上的激励，以达到下一页所说的"6
项正常"并完成 2 项额外要求（到初级保健医师那里就诊并接种最新的疫苗）。在
2018 年，该激励措施是免除 1 440 美元的医疗保险费。如果他们的健康水平继续
保持良好（由他们的初级保健医生确认），他们每年的保费就会减少。当然，公司
也会获益，可以在直接的疾病护理和福利成本上节约数百万美元。（在最初的 10 年
里，与整体趋势及其他类似机构相比，该诊所的花费没有达到 8.55 亿美元那么高，
而且目前每年减少的支出超过了 1.8 亿美元。）此外，员工的工作效率提高了，缺
勤天数减少了，员工及其家人节省了超过 2.5 亿美元的保费，生活质量也有了显著
改善。

　　这里需要注意的是，虽然在诊所工作的人很多，包括看门人、职员、行政人员，
以及护士和医生等，他们的医疗费用也与全国平均水平相当，虽然他们看起来是对
健康问题感兴趣的人群。这就是我们在科学界所说的研究局限。你可能会惊讶地发
现，当我们在 2008 年开始研究时，只有 6% 的人达到我们所说的"6 项正常 +2 项额
外要求"，但 10 年后，43.6% 的参与者都达到了。无论是对个人还是对系统来说，这
都是一个非常显著的变化。在今天的克利夫兰医学中心，自 2008 年以来，每名员工
的医疗福利成本仅略有增加，但自 2013 年以来一直保持稳定。而在美国，从 2008
年到 2018 年，每名员工的平均雇主成本每年增加 7 000 美元。如果它的模式能够为
所有美国工人和联邦医疗保险参保者所效仿，那么该模式每年可以为美国节省超过 1
万亿美元，这一数字取决于参保水平。这显然强调了在外部基因工程技术（年龄重
启、新器官、从白色脂肪到褐色脂肪的转变）变得可行之前自我改造 DNA 开关的力
量。在只有 43.6% 的工人和参保者达到"6 项正常"的情况下，克利夫兰医学中心就
能省下这些费用。如果美国的所有工人都达到正常水平，美国每年节省的费用将接
近 2 万亿美元。

这些指标就像一个晴雨表，代表了你是否处于健康状态。它们包括：

- 收缩压低于 125 mmHg，舒张压低于 85 mmHg。
- BMI（体质指数）小于 27，或者，更好的话，腰围／身高比达到 0.4～0.55。
- 空腹血糖（与糖尿病相关）低于 106mg/dL。
- 低密度脂蛋白胆固醇（与心脏病相关）低于 70mg/dL。
- 尿液中没有可替宁（吸烟的一个指标）。
- 完成压力管理计划。

达到这些目标（以及到初级保健医生那里就诊并接种最新的疫苗，这是"2 项额外要求"）是生活方式选择的一个关键指标，有利于长寿，也是整体健康的一个标志。

他们会做重要的小事。考虑一下下面这个个案研究。本书的合著者之一彼得，分别在 59 岁和 64 岁时接受了髋关节置换术，接受手术时他的身体很健康，做了术前治疗，并积极坚持术后物理治疗。因此，他能够快速、全面地康复。彼得的治疗师指出，大多数患者在接受手术的时候身体很虚弱，并且忽视术后治疗。不管出于什么原因，他们都放弃了术后治疗——也许他们认为这真的没那么重要，也许他们就是觉得很疼。这一决定就如同我们很多人看待健康的方式：为什么要在这些改变我们健康的小事上费劲呢？这些小事真的有那么重要吗？是的！

每一个小决定都是有意义的，而且你活得越久，它们的意义就越大。优秀的基因工程师重视每一个小决定！不需要通过 CRISPR 基因编辑，你选择的生活方式就会改变你的DNA 开关（而且是以一种更便宜、更简单的方式）。

可以这样想：你用数百万粒沙子建造了一座沙堡。聚沙成塔。你的身体也是一样。每一个小小的选择都会对你身体的整体功能产生影响，不管是好的还是坏的影响。

他们会利用科技。我们最伟大的科技时代也可以为我们更健康的状态提供很好的支持。市面上有各种各样的追踪器，它们可以针对我们的健康选择为我们提供实时且易用的反馈。你可以追踪步数、分钟数、心率、热量、睡眠质量等。虽然不是每个人都需要技术帮助，也不是每个人都愿意遭受技术的嘲笑（"多走几步吧，弗兰克！"），但通过设定基线以及目标，技术可以为许多人提供极好的激励。它可以帮助你努力实现这些目标，特别是当与教练的指导结合在一起时。人性化的关怀是让技术有意义、让变革持续下去的关键。

想想这些参数的心理学力量吧。与其被我们的体重秤困住，我们可以在我们的设备上设定更为实际的每日目标，并通过每天做出的一些决定，来获得最后的"胜利"。这些目标并不总是十分具有代表性，实现它们并不总能带来立竿见影的效果，但对于难以做出改变这个难题来说，这些更易控制的指标可以说是十分重要的拼图。

他们会利用经济激励。经济学告诉我们的一个基本道理是，人们通常会对激励做出反应，这是人类的基本反应。重要的经济激励一直是改变行为的驱动力。建立这些激励措施会带来一定的负担，这些负担很大程度上取决于我们的政府和行业如何为那些被激励并保持健康的员工提供可观的现金奖励。但是，即使我们从个人层面来看，你和你的家人也可以通过改善健康状况来改善自己的财务状况，其益处还包括降低医疗成本、提高工作效率、延长职业生涯以及不会过于担忧流行病的影响等。

他们有一个或多个朋友。你需要一个内部的生态系统，一个小团体，你们一起努力，在追求目标的过程中互相扶持。它可以有很多种形式——一个人、一小群人，或者一个由很多有共同目标的人组成的大团体。[9]在寻求健康的旅途中，许多人都想要寻求这样的团体。

动机理论表明，亲密关系是长期内在驱动力的关键组成部分之一。来自EXOS（一家训练优秀运动员的公司）的数据显示，特种部队战士取得成功的最重要因素既不是锻炼计划也不是蛋白质奶昔。他们的成功与特定的思维模式有关，也与战友制度有关。在你追求行为改变的过程中，一个（或多个）伙伴是最有可能帮你取得成功的变量。[10]

我们将深入研究哪些具体变化将为你的重建做好准备。你现在可以采取一项行动：

寻找与你有相同品位和兴趣的人。

能理解你的人。

愿意和你一起旅行的人。

会为你付出，也需要你付出的人。

能鼓舞你、支持你、给你打气的人。

当你找到这样的人时，你就准备好了。

第十三章

重塑身体
做出能对健康和寿命产生指数级影响的改变

一位心理学家曾经告诉阿尔伯特，虽然你并不总能选择发生在你身上的事情，但你可以选择应对它的方式。这是很重要的信息：控制你能控制的。以下是我们自我改造身体、为黄金年龄重启做好准备的最佳实践。

重塑你的大脑和心脏

当涉及哪些健康策略可以改善你的身体时，你能为大脑和心脏做的事情非常相似。这是因为心脑系统的改善在很大程度上取决于强大的循环系统和良好的血流状态。对于心脏来说，这很容易想象，因为你可以通过锻炼和健康饮食来创造一个清洁的血管系统。

你可能很难想象如何锻炼你的大脑。你既不可能像弯曲肱二头肌那样来促进肌肉生长，也不能像游泳那样来锻炼心脏。但即使你不打算一天练三组"小脑举重"，你也要把大脑的自我改造作为延长生命长度和提高生命质量的优先事项。

我们的合著者之一阿尔伯特如今90多岁了，他仍然在工作。虽然他很聪明，读书也很多，但他认为大脑的健康长寿主要与压力管理和设定优先级相关。他解释道："重要的就是重要的，其他的都是像猪杂香肠一样的胡扯。"（注意，我们不支持食用真的猪杂香肠，因为经过腌制、熏制的肉类对大脑和身体都不好。）

这些策略已经被证明可以改变你基因的表达方式，改善影响你大脑和心脏功能的系统。

压力管理。克利夫兰医学中心的研究表明，经常参加减压活动的人感知压力的水平会大大降低。[1][①] 这是评估管理压力能力最好的方法之一，因为很少有医学测试可以追踪压力水平。[2] 减轻压力有助于改善心脏病和脑部问题。

磁共振成像显示，压力会使海马萎缩，而萎缩是痴呆的一个标志。[3] 请记住，真正的伤害并非来自压力本身，而是来

---

① 克利夫兰医学中心的"即刻无压"（StressFree Now）应用程序（有网页版也有手机版）就是一个不错的选择。在这款应用中，你可以从 12 种不同的减压练习中进行选择，比如冥想、引导意象、深呼吸技巧和渐进式肌肉放松等。（迈克尔医生很喜欢深呼吸技巧，他会把右手食指放在肚脐上，通过这种方式来优化呼吸模式。他经常使用这些技巧，尤其是当某个混蛋在路上挡住他的路时，深呼吸会让他感觉更好。）

自你大脑的生物反应：在压力之下，激素和化学物质的级联反应会对你的大脑和身体造成严重破坏。所以我们的目标不是完全消除压力，而是改善你对压力的反应。

所有这些技术的关键在于，它们会强制你反复进行放松的活动，这样你就会改变注意力，你的生物系统也会平静下来。这可以让你的身体从被压力激活的状态中恢复过来。这才是真正的基因工程。

动起来。运动有各种各样的生物学好处，包括减轻压力、改善心脏功能、加快新陈代谢、防止脂肪囤积等等，但最被低估的可能是它对大脑的好处。

- 大量研究表明，体育锻炼对大脑功能有积极的影响，会增加海马的大小，拨动相应的 DNA 开关。[4, 5, 6]
- 剧烈的体育运动会激活从肌肉中释放蛋白质的基因，这些蛋白质足够小，可以穿过血脑屏障（一种由紧密连接的血管组成的生物墙，可以防止毒素进入大脑）。这很重要，因为这种蛋白质会释放另外一种由大脑制造出来的蛋白质，叫作 BDNF，即脑源性神经营养因子，它会促进你的海马生长。这种生长对大脑功能有积极的影响。BDNF 的升高与降低阿尔茨海默病以及大多数形式的痴呆风险有关。在本章后面的"自我改造你的健身计划"中，我们详细讨论了你应该如何锻炼。现在你已经了解到了一个好消息，你可以同时改善你的身体和大脑。

吃鱼。一项又一项研究表明，鱼类是对大脑最有益的食物之一，特别是鱼肉中含有的DHA（二十二碳六烯酸）和ω-3脂肪酸（可能还有 ω-7）。[7,8] 这些脂肪酸最容易从三文鱼和海鳟鱼等食物中获得。这些优质脂肪对促进大脑和心脏健康有很大帮助，其益处还包括可以减少破坏性炎症。研究还表明，经常吃鱼的人比少吃鱼的人损失的脑细胞更少，而且研究还表明，吃鱼有助于使动脉保持畅通。（不过，要避免吃炸鱼，以及鲭鱼、剑鱼、方头鱼和金枪鱼，这些鱼的汞含量通常都很高。）如果你不是特别喜欢吃鱼，核桃和海藻DHA补充剂（见第十四章）是鱼肉中的DHA和ω-3脂肪酸的很好的替代品，也是优质脂肪的补充剂。一项随机研究的数据显示，你的大脑每天需要900毫克以上的DHA。[9] 而荟萃分析显示，你的心脏每天需要 1 100毫克以上的DHA，[10,11] 这意味着每隔一天你就需要吃掉大约170克的野生三文鱼或280克的海鳟鱼，或摄入相应剂量的补充剂，或是在摄入补充剂的同时吃三文鱼或海鳟鱼。

调整你的饮食。一些研究表明，地中海式饮食——或包含三文鱼、海鳟鱼以及一些个性化定制的补充剂的鱼素主义饮食——可以降低心血管疾病大约30%的死亡率。这种饮食方式还可以抑制痴呆的发展，降低比例可达60%。[12,13]

在地中海饮食中，你的大部分热量应该来自植物或植物性脂肪，如橄榄油、牛油果和坚果。而且，如上所述，流行病学研究表明，以三文鱼和海鳟鱼为特色的鱼素主义饮食对

不老时代

大脑和心脏也是最优的。[14] 这一膳食系统的糖、添加糖浆、单一碳水化合物和饱和脂肪的含量都非常低。饱和脂肪（存在于红肉、乳制品和蛋黄中）会影响肠道微生物群落的平衡，这会导致 80% 以上的美国人罹患炎症。炎症会导致心脏和动脉疾病、中风，还会加速衰老（由于患关节炎而惧怕疼痛导致运动量减少，从而引发衰老）。此外，炎症还会增加患痴呆和癌症的风险。你还应该摄入大量的膳食纤维，主要是蔬菜和豆类，因为高纤维饮食可以降低罹患与动脉相关的疾病（从心脏病、中风到糖尿病和炎症）和衰老的风险。

避免消耗身体的成分。连续看 15 个小时的电视真人秀会把你的大脑变成一团棉花糖，但是不止连续看电视会这样，吃棉花糖也可以把你的大脑变成棉花糖，就像吃其他一些食物一样。

- 避免摄入添加糖和糖浆（它们存在于加工食品、烘焙食品等食物中。吃水果是可以的，它们的糖是天然的，你需要更长的时间来消化这些糖，因此它们往往不会过快地提高你的血糖）。血糖升高过快并超出正常范围会促进一种生化反应，增加你动脉中的斑块，抑制你的能量生产系统，增加你的腰部脂肪，加重感染，并诱发身体各处的炎症，导致慢性疾病的出现，如肝肾衰竭、免疫功能障碍、大多数癌症和痴呆等等。

- 不要吃含有饱和脂肪的食物。这可能不是脂肪的问题，而是与之相伴的蛋白质的问题，它改变了肠道中的菌群状况，从而引起了脑部和心脏的炎症。这些脂肪存在于红肉、蛋黄、奶酪和大多数其他乳制品中，它们与诸多健康问题相关。

- 避免摄入单一碳水化合物。与糖类似，单一碳水化合物（存在于白面包和意大利面中）会迅速升高你的血糖水平，还会引发炎症反应。全谷物和纤维食品（比如豆类、燕麦、水果和蔬菜）属于优质碳水化合物，它们可以抑制炎症，对大脑和心脏健康有益处。

- 适量饮酒对心脏有益处，男性每天的饮酒量应不超过1.5 杯，女性每天不超过 1 杯。然而，饮酒被认为会对大脑产生伤害。所以你应该根据你的个人倾向和风险因素来决定是否饮酒。

训练你的大脑速度。这里的基本理念是"用进废退"。当你一直使用大脑时，尤其是在你必须快速做出决定的场合，你的所作所为就是在促进神经元、神经突触连接以及海马的生长。两项研究发现，70~75 岁的老年人在过去 10 年的时间里，哪怕只玩了累计 18 个小时的需要快速处理信息的游戏（游戏中你必须快速思考和分析情况），他们在 10 年里患痴呆的风险就降低了 25% 以上，并且在他们大脑的关键区域里，乙酰胆碱（一种重要的神经递质，对回忆能力至关重要）的含量也增加了。[15, 16]（我们估计在手机上玩竞速游戏、打乒乒球或进行任何需要大脑快速行动的活动都会对此有益处。）现在，我们并不是建议你把整个周末的时间都花费在玩《堡垒之夜》上。但玩一些能让你快速处理信息和做出决定的游戏是值得的。因为有数据支持，所以我们推荐玩 BrainHQ 游戏平台上的"双重决定"（Double Decision）和"冰冻框架"（Freeze Frame）两个小游戏。

每天用牙线剔牙。每年看两次牙医，预防牙周病。口腔细菌会在牙齿之间的食物残渣上繁殖，它们会移动到你的血液中。它们会引发炎症，破坏动脉内膜，使动脉容易受到斑块积聚的影响。而斑块会使动脉变硬变窄，引发心脏病、中风和痴呆。[17]

数据清楚地显示，通过上述行动自我改造基因开关，你就可以降低罹患痴呆、心脏病及记忆相关疾病的风险。但如果你正在寻找额外的刺激，那么你可以通过强化神经元和神经突触连接来为大脑补充弹药。以下这些行为也被证明是有益的：

- 喝过滤咖啡（不加奶油或甜味剂）以及多吃蓝莓。咖啡与预防痴呆有关（关于茶或低因咖啡的数据还不够多）。过滤咖啡可以消除咖啡中的二萜，二萜会增加血清和低密度脂蛋白胆固醇的浓度，从而增加心血管疾病和痴呆的患病概率。[18]蓝莓可以降低患病风险。[19]
- 在一天中的早些时候多吃，晚些时候少吃。尽量把进食时间点控制在 7~8 个小时之内。只在白天吃东西，要在你计划睡觉的 7 个小时或更长时间之前摄入 75% 的热量。[20]

- 通过原始的"模拟禁食饮食"（一种间歇性禁食形式[①]）帮助你的端粒再生，每月坚持 5 天。[21, 22] 第一天摄入低蛋白质、低碳水化合物饮食，大约 1 000 卡路里，接下来 4 天每天摄入 750 卡路里（主要是西红柿玉米洋葱汤，用料为 900 克的西红柿丁、900 克水、340 克玉米粒，再加入 340 克水，然后加入洋葱和香料调味。在摄入总量为 750 卡路里的日子里，每天吃 17 份 226 克的食物），然后在第六天恢复地中海式饮食。

- 每周蒸几次桑拿。研究表明，每周蒸 4 次桑拿，每次长达 20 分钟或更长时间的人，患痴呆的概率下降了 15%。这种获益究竟是源于压力减轻，还是源于某种其他因素，目前还不得而知。我们认为这种益处源自高

---

① 间歇性禁食——各种限制性饮食方法的总称——确实对减肥、健康和长寿有好处。大部分数据来自对简单生物和动物的研究，这些研究证实，禁食能延长细菌、酵母、虫子和老鼠的寿命。对动物的研究也表明，禁食可能会减缓某些癌症的发展和脑细胞的退化。禁食还可以减轻炎症、降低血压，以及提高胰岛素敏感性。当然，禁食是非常困难的，所以科学家们一直在研究如何用不那么极端的饮食模式，来实现间歇性禁食的效果。科学表明，如果你愿意尝试一下，禁食 14~18 小时，你就会从中获得一些益处。一天中大部分时间不吃东西会让你的身体燃烧掉所有循环中的葡萄糖以及储存的糖原。因此，你的胰岛素水平会开始下降。你的身体不再将糖作为燃料，而开始依赖储存的脂肪，由于胰岛素水平低，脂肪更容易被动员起来。从本质上讲，禁食会让你的身体进入酮症状态。在这种状态下，你的身体会将脂肪作为能量（而不会使用通常的能量来源，即碳水化合物和储存的糖原）。

温，高温会催生热休克蛋白，它是细胞在应对压力条件时产生的。这意味着热水澡或者红外线桑拿也有同样的益处。（而且，红外线桑拿的温度较低，不会让你出汗，所以你不用费劲换衣服就能体验到。）热休克蛋白是通过温度的变化在你的体内产生的。[23]

- 每晚保证 6.5 ~ 8 个小时的高质量睡眠（参见"重塑你的免疫系统"一节）。
- 服用一些补充剂：多种维生素片、含镁和钙等多种矿物质的维生素片、维生素 D_3、辅酶 Q10、多种健康益生菌、小剂量阿司匹林（早晚各服用一次，前后各喝半杯温水），参见第十四章"重新打造你的药柜"一节。

重塑你的免疫系统

我们无法确切地知道新的医学进步将会有多快，成本将会有多少，或者这些治疗和 / 或诊断将会有多便利。（在可预见的未来，你可能还不能直接去免预约的诊所接受抗癌贴片治疗。）这就是为什么我们提倡你进行自我改造。因为有一件事是肯定的：功能更强大的防御系统将是你抵御癌症和其他形式的侵袭性疾病的最佳护盾。

这并不意味着你通过某种行动就能预防或治疗任意一种严重的疾病。但如果你这样做了，你个人将从中获得很大益处。以下是我们的建议。

多吃果蔬。如果你的饮食中缺乏各种微量营养素，你的免疫功能就会降低，所以你要多吃绿叶蔬菜、十字花科蔬菜、浆果和柑橘类水果等，力求种类繁多。这将有助于提高你体内所有的微量元素——维生素 A、B、C、D，以及锌、硒等矿物质。虽然我们并不完全理解为什么季节性病毒是季节性的（而且在冬季更容易流行），但这可能是因为在夏季，日照更多、更强，导致维生素 D_2 或 D_3 增加，身体因而得到了更好的保护；或是因为温暖的空气中含水量更大；也可能是因为人们可以更多地摄入富含维生素 C 及一些微量元素的水果和蔬菜。你也可以每天两次（早晚）补充一半复合多种矿物质维生素片，以确保你所有的基本需求都能被满足，以避免发达国家居民饮食中常见的锌、镁、铜和硒缺乏（见"重新打造你的药柜"一节）。

摄入（合适的）蛋白质。蛋白质是关键，因为它是抗体的组成部分，抗体又是维持免疫功能不可或缺的部分。三文鱼的健康脂肪对大脑和整个身体都有好处。你也可以从做熟的豆类和精瘦的白肉中获得优质蛋白质，比如鸡肉或火鸡肉。要知道，某些蛋白质来源可能同时含有大量的饱和脂肪，而与含有饱和脂肪的食物有关的氨基酸可能会诱发癌症。所以要远离红肉和加工肉制品。为了能从炎症中恢复，以及为了你的免疫系统能够在与癌症或任何其他入侵者斗争后顺利清理残骸，你需要维生素 D_2 或 D_3、蛋白质、三文鱼中的 $\omega-3$ 和 $\omega-7$（或核桃或牛油果中的 $\omega-3$），这些都是目前在预防疾病的研究中发现的有利于我们健康的代表。

做减法。正如上文所述，为了提高免疫功能和预防癌症，最好限制添加糖、添加糖浆和单一碳水化合物的摄入。如果你能完全避免加工食品，代之以天然食品，那就更好了。你将做出有利于你的整体重启的关键转变。

动起来，动起来，动起来。让你的马达运转起来。虽然我们在上面讨论过这个问题，但运动的基本原理对你的免疫系统也很重要。一项针对老年人的研究发现，体育活动与保护性 T 细胞的大量产生有关。[24] 注意：不要过度运动。过度运动（超过两个小时的跑步、骑自行车或其他持续训练）会诱发炎症，降低免疫系统功能。详见"重塑身体的健身计划"一节，那里有我们对于运动量的建议。

不要过度用药。药物治疗是我们最重要的社会进步之一。药物提高了我们治疗、治愈和预防疾病的能力，显著延长了人类的寿命。但是，过度用药可能会适得其反，因为它有可能扰乱你的免疫功能（实际上是凌驾于免疫系统之上）。虽然我们不能给出这方面的指导方针，因为每个人的情况都各不相同，但我们建议你与你的医生一起讨论你的养生方案，确定你需要定期服用哪些非处方药和补充剂，以及如何服用等。

如果你不让你的免疫系统发挥作用，你基本上就剥夺了它"练习"的能力。而它如果不接受练习，就无法在真正需要的时候发挥作用。所以，我们的意思不是让你在得了鼻窦炎之后不去医院看病，我们是说，你应该在决定是否服用止疼药时三思而后行，不能像吃糖那样随意。在服用针对胃灼热的抑酸药时也是如此：你自己的胃酸在杀死病原体方面提供了很好的防御，服用抑酸药会导致你防御系统的这一部分失效。

接种疫苗。接种最新的流感疫苗，每年接种一次流感疫苗。流感会增加系统炎症，研究表明，从 50 岁到 60 岁，每年注射一次流感疫苗，持续 10 年，可以将心脏病发作和中风的概率降低 50%，而这个年龄段的死亡率将减少 25%，其原因可能是由于减少了流感伴随的炎症，以及炎症诱发的斑块破裂。[25, 26] 我们必须接种预防新冠病毒的疫苗，以预防可能由新冠病毒带来的炎症引起的心脏病、中风、记忆丧失和肾病。连续几周服用复合维生素，在注射流感疫苗前几天保持良好的睡眠，可以提高流感疫苗保护你免受流感病毒侵扰的成功率。[27, 28]

给自己留点儿时间。对你的免疫系统产生主要威胁的因素之一是慢性压力。随着时间的推移，它引起的激素级联反应会削弱你的免疫功能。长期的压力会导致细胞因子的积累，这些细胞因子在抗感染的同时，也会在这个过程中伤害你自己的细胞。然而，对于某些人群，"照顾好自己"只是 5 个字而已。人们对照顾好自己的想法嗤之以鼻。他们要么会说自己没有时间，要么会觉得自己非常坚强（"我不需要什么令人讨厌的自我照顾"）。先人后己是我们的天性。但正如克利夫兰医学中心杰出的妇科医生琳达·布拉德利所说："空杯子倒不出任何东西来！"

你可以这样想：如果你不花时间照顾自己，你就不能和你真正想要帮助的人在一起。虽然没有完全缓解压力这回事（毕竟，压力只是充实而富有挑战的生活的副产品），但有一些方法可以帮你实现自我改造，改善负面和慢性压力对你身体的影响。

以下是一些可以帮助你应对压力的事情。（迈克尔医生当年曾是一个顶级的壁球球员，并且相信运动和游戏是建立友谊的关键，这还有助于缓解压力！）

冥想。研究显示，冥想可以帮助改善端粒长度（端粒位于 DNA 的末端，它的变化与年龄增长有关），从而提高人整体的健康状态，减少压力反应。即使每天只进行几分钟的冥想，你也会从中获益，有很多应用程序和在线视频可以帮助你冥想。

深呼吸。深呼吸可以让你放松。认真考虑一下从你的腹部和隔膜开始进行呼吸吧。

更好的情感联系。社会支持是帮助减少压力的负面影响的关键。事实上，从长期来看，一个月与至少 6 个不同的人进行交流，会触发一些积极的结果。研究表明，孤独的人和喜欢社交的人之间，免疫反应的血液标志物是不同的。对他人友善也能诱发更好的免疫功能。无论你处于什么样的年龄或阶段，你都需要找到一个团体（如果你没有的话）或定期参与你的团体活动（如果你有的话）。[29]

睡眠的质量和时长。这可能是我们大多数人最大的自我改造问题之一。较差的睡眠质量与免疫功能下降和传染过程导致的过早衰老有关。这意味着你不仅需要充足的睡眠（每晚至少6.5个小时），同时还要保证睡眠的质量。良好的睡眠习惯（卧室里没有屏幕，睡觉前至少3小时不吃东西，浴室里只开红色波长的灯等）对确保你得到好的休息至关重要。你可以尝试平躺，膝盖下垫个枕头，这种方式在夜里可以帮你改善睡眠质量并减少炎症（不过，如果你打鼾或有睡眠呼吸暂停综合征，那么你在睡觉时不应该平躺，除非你使用持续气道正压通气治疗）。每次在接种疫苗的前一晚睡够6.5个小时，且至少服用3周的复合维生素，已被证实可以显著提高每种疫苗的成功率。

重塑身体的健身计划

对我们来说，说出"嘿，你应该离开沙发去运动"很容易，但当你更理解为什么运动有效时，你就能掌握一个有用的心理学工具，它可以激发你做运动的动力。运动是你能为你的心脏、大脑和肌肉骨骼系统做的最好的事情之一。（注意：对于任何有心脏病史或家族史的人来说，当你开始执行比你过去两周的运动强度更大的运动计划之前，你都应该咨询医疗专业人士。）

以下是一些好处：

- 伦敦的研究人员的一项研究发现，在运动过程中，关节软骨会被挤压。这实际上可以防止软骨退化（因为运动抑制了与骨关节炎相关的炎症分子的作用）。[30]
- 研究表明，久坐与很多疾病的风险增高都有关，包括心血管疾病。[31]
- 对于久坐不动的人来说，运动可以逆转心脏损伤。研究表明，这是因为体育活动有助于改善心脏的弹性和功能。[32]
- 保持和增加一点儿肌肉量有助于促进新陈代谢，因为肌肉的代谢率很高。锻炼肌肉能燃烧更多的热量。这是一个良性循环。
- 研究表明，力量训练可以显著减少与抑郁相关的症状，包括焦虑、冷漠、情绪低落和悲伤。[33]
- 锻炼可以帮助你保持体重而不增加脂肪。发表在《老龄化病症临床干预》期刊上的一项研究发现，随着年龄的增长，体重下降（体脂上升）可能与痴呆等记忆问题有关。[34]

那么从哪里开始呢？首先，运动就比不运动好，你可以考虑先开始每天 60 分钟的有目的的运动（在你醒着的时候，每半小时活动几分钟），把它作为一个很好的基准。我们也希望你能涵盖所有的基本面，所以我们建议丰富你的日常活动，以获得最强大的效果。

我们的建议包括：

每天走 1 万步（或者进行其他每坚持一分钟就相当于走 100 步的活动）。你可以骑自行车、用椭圆机锻炼、游泳、搬运杂货、修整花园——所有的这些都行。每一天都要活动，不要找理由偷懒。

每周进行 2~3 天的某种形式的抗阻训练（同时计算这项运动的重复次数，这可以成为一种冥想，因为它可以清空你的大脑）。更多细节见后文，你也要确保你的核心力量从长期看来得到了强化，同时避免伤及背部。

进行足够强度的心血管运动（跑步、快走、游泳、骑自行车），每周 3 次，每次 20 分钟，使心率至少达到年龄校正后的最大心率的 80%（男女均为约 220 减去年龄）。一项研究表明，通过高强度间歇训练（每周 3 次以上，每次 20 分钟的运动中有 20 秒是竭尽全力的，可以使你的心率达到年龄校正后最大心率的 80% 以上）使心率达到推荐的最大心率，可以减少残疾、痴呆和死亡的概率。《英国运动医学杂志》上的一项研究发现，如果你将步行速度加快，你可以将全因死亡的风险降低 24%（该研究中的步行者的步行速度达到了每小时 4.3 英里）。或者你也可以结合间歇训练模式——快走一分钟，然后以中等速度走两分钟（交替行走约 20 分钟）。你还可以按照这样的方式跑步、骑自行车、游泳。虽然有大量数据证明这种高强度间歇训练可以改善健康状况，但迄今为止只有一项研究表明它可以延长寿命。[35]

每天跳大约 40 次。这是一项重要的活动，可以促进淋巴流动、增加骨密度、改善椎间盘健康。就像举重通过对你的肌肉造成小的伤害来增强肌肉力量，从而让肌肉变得更强壮一样，跳跃也会对你的骨骼和椎间盘造成小的伤害，而那些最终伤害不到你的事物只会让你变得更年轻。[36, 37]

需要一些帮助才能开始锻炼？快走是一个完美的开始。但是用不同的方式锻炼肌肉也很重要。下面这个简单的 30 分钟锻炼可以帮助你开始。你可以根据自己的健身水平和进步情况来调整难度。

找一个数字计时器，将时间设置为 30 分钟。在每一分钟完成或重复一项运动。然后在下一分钟开始时再做下一个练习。如果需要，你可以减少次数或缩短时间，你如果想要更大的挑战，可以增加次数或时间。每周做 3 次这样的练习。

10个练习：一个接一个做，然后重复两次以上，达到30分钟的设定目标

1. 以 "行走" 的速度原地踏步（高抬腿），持续 20 秒。

2. 原地深蹲，重复 10 次（蹲下时保持大腿与地面平行）。

3. 用膝盖或脚趾抵着地面做俯卧撑，重复 5 次。如果觉得太难，你可以先站着推墙面。

4. 原地跳跃 20 秒。

5. 平板支撑 15 秒。保持俯卧撑 "向上" 的动作。背部保

持水平，臀部放低。

6. 原地踏步 20 秒，比第一次稍微快一点儿。

7. 原地蹲下，但要慢慢地——用整整 3 秒的时间蹲下，再用整整 3 秒的时间站起来。做深蹲 30 秒。

8. "熊爬"。手脚并用，在房间里爬 20 秒。

9. "模拟拳击" 45 秒。膝盖微微弯曲，以拳击动作向空中猛击，左右臂交替出拳。

10. 触摸你的脚趾，保持这个姿势一分钟。

预防意外和错误的自我修复

你可以拥有世界上最好的身材，但如果你的爱好是从悬崖上滑下，你意外死亡的风险就会增加。这类变量就是我们所说的"非受迫性失误"。在网球比赛中，这相当于本来你应该得分，你却失误了，尽管对手并没有为你增加任何阻碍。由于没有避免这些非受迫性失误，数以百万计的人正在苦苦挣扎。以下这些是最常见的。

没有获得预防性保健：在你过早衰老之前，早期发现任何健康问题都是治愈疾病的关键之一。记住，坏细胞会自我复制。你的身体有复原力，但是你越往下坡路走，你就越难回到你需要到达的地方。不幸的是，很多人忽视了每年的体检和其他一些诊断。请定期做以下检查。

- 体检：每年一次，包括血液检查和其他检查，以帮助你最大限度地减少心脏病、中风、骨病、代谢异常和痴呆的风险。
- 结肠镜检查：45 岁后每 3～10 年检查一次，这取决于之前结肠镜检查的结果以及你身体中是否有危险因素（一些有特殊危险因素的人，如 40 岁的非洲裔美国人，可能需要更早进行检查）。
- 妇科和泌尿科检查：每年一次。
- 针对女性以及乳腺发育的男性的乳房 X 光检查：从 30 岁到 84 岁，每一到两年进行一次。
- 其他：眼睛、耳朵、嗅觉、单腿站立、握力方面的检查，50 岁以后每两年做一次骨密度检查。

长寿的好处。一些长寿专家主张在 60 岁时以及之后每 5 年进行一次薄层全身磁共振检查，以发现早期癌症。这些"意外肿瘤"常常可以被检测到，请与你的医生讨论如何处理它们。这些肿瘤是偶然发现的，医生告诉你需要"进行活检或手术切除"。其中许多肿瘤在你的余生中可能不会对你造成伤害。发现这些肿瘤的问题在于，如果不采取任何措施，它们会引发你的焦虑；如果你采取了相应措施，你就会面临手术带来的风险。在接受磁共振检查之前，你应该与医生讨论，如果发现了这些"意外肿瘤"，你打算怎么办。这种操作无疑挽救了一些人的生命，但它也引发了许多焦虑和不必要的肿瘤切除手术。

乳房X光检查和心脏病的关系

数字乳房X光检查揭示的不仅仅是你患乳腺癌的风险，它还可以发现乳房血管中的钙沉积。研究估计，在40多岁的女性中，大约有10%患有所谓的乳腺动脉钙化，在80多岁的女性中，大约有50%患有这种疾病。初步研究表明，乳腺动脉钙化是心脏病、中风和心力衰竭风险增加的迹象。[38] 因此，当你做乳房X光检查时，要特别询问你是否有乳腺动脉钙化。如果有，请预约心脏病专家来评估你的风险。改变你的饮食，服用他汀类药物，控制血压，进行更多的体育锻炼——这些改变可以将你罹患心脏病和中风的风险降低50%或更多。

忽视医生的建议。研究表明，在心血管意外或手术后，只有不到1/4的人接受了心脏康复治疗。[39] 你在经历事故或创伤后有没有接受物理治疗练习？你有没有全程服药？医生和理疗师开展治疗活动，开具药物和其他干预措施的处方是有原因的。所以，不能仅仅因为你"现在感觉很好"，就不遵照医嘱行动。我们并不是说大家故意不遵医嘱。2018年发表在《美国医学会杂志》上的一项调查发现，超过1/3的患者如果不同意或不理解治疗建议，不会主动告诉他们的医生。[40] 不说出来可能是因为害怕尴尬或害怕自己看起来一无所知。但如果你不问问题，最终受伤的不是你的自尊，而是你的整个身体。

不征求第二意见。每个医生和健康专业人士的知识更新速度都不一样。有些人在做研究，有些人没有。健康和医学是复杂的，特别是在涉及严肃的问题时，所以你需要寻求多种意见。一项研究发现，30 岁以上被诊断为 2 型糖尿病的人群中，有 30% 以上的人实际上是 I 型。[41] 病理学家诊断为乳腺癌的活检结果中，有 30% 实际上并不是恶性的。第二意见（在我们看来，任何决定或持续时间超过 3 天的医疗行为都应该征询第二意见）的存在不是为了制造冲突，而是为了寻找替代疗法，并强化第一意见或诊断。[42] 在远程医疗时代，这样做变得越来越容易，医生们也欢迎病人这样做。在理想的情况下，两位医生（如果你想的话，也可以是三位医生）实际上可以讨论各自方法的优缺点，并达成共识。因此，这可能并不总是"非对即错"的场景，而是让一个团队针对你的情况讨论出最佳方法的机会。

忽视你的身体给你的警告。你的身体是有史以来最棒的反馈机制。它总是想给你一些反馈。例如，你被鳄鱼咬了，疼痛感会告诉你，把你的手从鳄鱼嘴里拿出来。上楼梯后气喘吁吁，那是你的身体在告诉你，你的心脏和 / 或肺不像以前那样能有效地工作了。腰带系不上了，说明你可能吃太多墨西哥卷饼了。但是如果你忽略了身体的反馈，会有什么好处吗？一个都没有。所以你必须接受你身体发出的信号，不光在身体糟糕的情况下接受，每天都要接受。想想这些例子：

- 高血压是一个指标，也是一种病因，它与从心脏问题到认知问题的各种问题都相关——它是身体能发出的最强警告信号之一（它特别重要，但它本身通常没有任何你能感觉到的外部症状）。因此，定期监测血压十分重要（这很简单，因为家里和商店里都有血压计）。我们应尽量将血压控制在收缩压 125mmHg 和舒张压 85mmHg 以下。
- 打鼾不仅会导致夫妻之间半夜突然来一场枕头攻击，而且与心脏问题、高血压、抑郁、2 型糖尿病、睡眠呼吸暂停等都有关。忽视它——不去寻找打鼾的原因——只会让健康问题恶化，让你面临更大的并发症风险。

受骗。你肯定想避免遭到财务欺诈，避免有人偷走你的血汗钱。记住：如果一件事看起来好得令人难以置信，那么它肯定是假的。医疗欺诈就是一个棘手的问题，而且随着技术的进步和冒名顶替者的出现，这个问题将变得更加棘手。你如何知道哪些是有用的，哪些是无效的"狗皮膏药"呢？你如何知道哪些方法是有科学依据的，哪些是领先于科学的呢？你怎么知道谁是可信的呢？这就说明了有一个好的团队的必要性，这样你就可以综合大家的意见和观点，也可以自己做研究。我们怀疑，以下罗列的进展可能包含着危险的或带有误导性的信息、服务和/或产品。

- 干细胞。来自特定外泌体的干细胞和生长因子很可能是我们的主要进展之一，利用它们的力量修复细胞并使其恢复活力很可能是黄金年龄重启的一部分。然而，许多公司现在在这个领域宣扬他们能做到的事远超出他们实际能做的（目前在美国，这是一个价值30亿美元的产业，但主要都是欺诈）。在美国，除了在美国食品药品监督管理局批准的特定临床试验下（截至2020年年中，只有两项临床试验获得批准）使用干细胞疗法，其他的都是非法的。这也导致干细胞欺诈转向了监管不那么完善的国家。

- 补充剂。虽然许多补充剂背后确实有科学依据，但其他补充剂不过是"割韭菜"的工具。例如，许多蛋白质补充剂被吹捧为对皮肤有帮助，但没有高质量的科学研究支持口服蛋白质补充剂。同样，有些大脑补充剂在电视广告中被宣传得很好，据称能提高记忆力，但在重复测试中，它们的效果和安慰剂完全一样。同样的测试进行两次，测试结果都表明，无论是否服用这种补充剂，你的记忆力都可能得到同样的改善。我们将在下一章讨论哪些补充剂有足够的科学依据，你可以和你的医生探讨是否服用。

- 总体污染。正如凯瑟琳·埃班的精彩著作《仿制药的真相》中所报道的那样，药物可能因大规模生产而受到污染，或者可以在生产过程中造假，给你的实际剂量可能只有标签上的 10% 或 30%。[43] 我们的解决方案是，只从能确保药瓶中的成分与标注成分一致的药店购买。例如，瓦利舍尔（Valisure）是一家初创药房企业，它正以惊人的速度发展。它提供专门的检查，以确认从药品制造商或批发商那里采购的每一批药品中的每种成分的含量都是正确的（我们在这家公司中没有既得利益）。如果药物污染和造假持续存在的话（这种情况已经持续了 10 多年），我们希望沃尔玛和其他大型药店，以及克利夫兰等医学中心，也可以对其售卖的药物开展药物验证，就同瓦利舍尔公司一样。

第十四章

自我设计你的生活
新的思考方法：从退休到个人关系的方方面面

要打造一个更好、更强健的身体，仅仅保证身体机制的良好运转是不够的。有一个强有力的例子可以证明，你生活中的财务、社交和人际关系对你的整体幸福同样至关重要。

自我管理你的财富

管理金钱就像在冲浪板上横渡太平洋一样，尤其是在市场动荡的时候。这需要大量的工作，有时还会让你感到痛苦，你可能会觉得自己无路可走，甚至是在倒退。这就是为什么身边有一个团队是有益的，因为它可以帮助你避免金钱上的失误，而这种错误很多人都会犯。其中最大的几个错误如下所述。

储蓄不够。你的首要金融任务是尽早存钱，存够钱，以确保在黄金年龄重启时代到来前你能保证财务稳定。不要强迫自己从工资中取出钱来存入储蓄账户或退休账户，而是设定自动储蓄，这样在你看到这些钱之前它们就已经被存起来了。

你应该把钱投在什么地方？最好的选择是退休账户里的多元化市场指数基金。把它设为自动投资，然后忘掉它，去生活吧。注意：大多数能够享受退休储蓄税税收优惠的人，往往没有足够的存款。所以，尽自己所能，如果可以的话，把每次加薪的大部分钱都存到这个账户里，在未来你就会获得更多收益。如果你的公司在你身体健康达标后给予你奖励，降低你的健康保险的保费，那么你可以将这笔钱存入健康储蓄账户（如果没有健康储蓄账户，也可以存入美国个人退休账户），并在 65 岁后将健康储蓄账户转换为退休账户。

等待太久。就像锻炼一样，你不能一直拖延。现在就开始，或者重新出发吧。明日复明日，明日何其多。

情绪化。你肯定想避免对市场、家庭等的本能反应。你不会在冲动之下做出最好的财务决策，最好的财务决策都是在事情平静下来的时候做出的。当涉及钱的时候，你大脑的执行部分需要覆盖你那原始的感性部分。把你的情绪留到度假计划、周年纪念礼物以及团队的输赢上吧，不要将它用在关于钱的决定上。

认为你的房产是一项不能损失的投资。虽然房地产（像大多数实物资产一样）往往会增值，但情况并非总是如此。

因为有很多变量（社区的价值、整体经济环境等等），所以你不能指望你的房子总是会升值。

借贷。债务带来的问题几乎总是比它能解决的问题要多。虽然这么做有点儿难，但是量入为出将有助于确保你的财务安全。

投资时频繁交易。买、卖、交易，你认为你可以通过频繁的交易来跑赢市场。更好的做法是保持耐心，这可能是不那么令人兴奋的做法。大量的投资变动是有风险和代价的，所以通过良好的资产配置来建立你的投资组合，然后等待，这很可能会为你带来最大的回报。

不做定期检查。就像你每年都应该做一次体检一样，你也应该检查你的投资组合。聪明的做法是看看你拥有什么，它的走势如何，并与你的财务顾问讨论是否应该加以修正。你不需要匆忙地做出决定，但你应该定期评估并做出明智的决定。永远不要"因为涨了"就买，也不要"因为跌了"就卖。到那时候你可能已经无法掌控局面了。

自我设计你的退休生活

如果你年纪够大，还记得一两代人以前的事，你可能对退休是什么样子有个基本概念。你曾经有过一两个雇主，而且整个职业生涯很有可能你基本上都在做同样的事情，你也许会升职，也许只是日复一日地完成同样的任务。在 65 岁左右，你不再工作，靠着你为退休存下的和 / 或雇主提供的养老金在剩下的日子里过着简单的生活。

而今天的劳动者的情况则不同。他们更加频繁地换工作，甚至可能彻底改头换面，这取决于他们的技能点。事实上，他们可能永远不会有一份稳定的工作，而是把各种收入整合在一起，过上更灵活的生活。但他们理想的退休年龄依然在62 岁到 70 岁之间，在这一年龄段退休的话，他们更有可能在存款所允许的范围内过上"美好生活"。

那么黄金年龄重启后会发生什么呢？当大约 4 700 万人超过 90 岁时，会发生什么？也许其中 25%~40% 的人仍然是劳动力的一部分，因为他们更像如今的 55~60 岁的人，或者20 世纪 60~80 年代的 40 多岁的人，他们仍然健康，仍然有活力，仍然能够做出有意义的贡献。

你的职业可能不再是简单的或传统的。你可能会有很多职业。我们预测，在工作方面，将会有大规模的变化。我们的工作生涯将不会像现在这样仅持续 40 年左右，而可能会持续 60 年或 70 年，所以人们可能想要多份有意义的职业。

到 2050 年，我们预测典型的退休年龄将更接近 80 岁，而不是现在的 65 岁，退休福利通常要到 75 岁才开始生效。退休的人群将比以往任何一代退休群体都更健康、更"年轻"。虽然他们可能没有足够的积蓄来过上他们幻想中的退休生活，但他们会比历史上任何其他群体都准备得更充分。他们将受益于丰厚的遗产和多年的固定缴款储蓄，从而拥有过去无法想象的财富水平和退休收入。

一个悬而未决的大问题是，人们将如何利用他们多出来的金钱和时间。我们认为，随着人们的体感和行为变得更年轻，让自己看起来更年轻的需求肯定会飙升。（毕竟，如果我的感觉这么好，我也想要外表看起来这么好！）人们会期待有越来越多有效的整容手术和治疗，甚至可能包括皮肤的基因重启——消除皱纹！（详见后文的"重塑你的外表"一节，让你的皮肤看起来更年轻。）

寿命延长的结果是，你将比以往任何一代人赚的钱都多，因此你有更多的钱可以自由支配。这对国家经济的整体影响将是巨大的。

退休也带来了一些更深层次的问题，这些问题会对你和你的健康产生影响。

首先，你想过什么样的生活？你喜欢做什么？你对社会有什么贡献？什么让你有更大的使命感？

在职业（和职业转换）方面，这些问题将变得更加重要。2050 年将会出现各种各样的工作，而这些工作是我们今天从未想过的。"弗兰克，我们对专营海王星旅行的旅行社很感兴趣！"随着技术和社会的变化，相应的支持框架也在变化，它更加强调个人在新框架下适应和工作的能力。

归根结底，重启时代的退休不仅和新的"服务年限"有关，也涉及一种心态的转变，在这种转变中，你所做的事情只能部分地定义你自己。其他的标准还包括你对各种职业的适应程度，哪些职业能带给你目标感、满足感，让你感到乐观。在新的背景下思考退休时，你需要考虑以下几点：

- 找到工作中你热爱的、身体上可以实现的方面，并专注于这些方面。
- 审视教育机会，在能让你一直有激情的新领域培养技能。
- 假设你的经济状况稳定，考虑在新的领域从事第二（或第三、第四）职业，你的动力应该是激情，而不是金钱。

自我设计你的人际关系

当提供建议或预测未来时，你很容易陷入科学和数据的泥潭。虽然有很多关于进展、过程以及各种对与错的讨论，但在谈及"黄金年龄重启"时，我们必须有自己的判断。披头士乐队曾经说过："你所需要的只有爱。"这是因为你的身体和你的思想，你的心脏和心灵，科学和灵魂，是紧密相连的。

如果不考虑那些对你有意义的事情——你是谁，你在你的人生中做了什么，那么世界的重启对你来说无关紧要。（正如作家戴维·布鲁克斯曾经指出的，想一想，你是活在你的悼词里还是你的简历里？）[1]

有一件事是肯定的：黄金年龄重启将以一种我们未曾见

过的方式改变你的家庭结构（包括非生物学意义的家庭）和工作性质。虽然随着年龄的增长，你需要有顺其自然的态度，但思考未来将对你大有裨益。

今天，当谈到家庭结构时，我们往往会想到三代人：孩子、父母和祖父母。当然，每个家庭的模式各不相同，因为有人过早去世，有的人可能没有祖父母，有的人可能还有曾祖父母。我们往往会忘记，早先几代人根本不认识他们的祖父母。

随着时间的推移，随着离婚率的飙升和出生率的下降，我们的家庭结构会变得越来越复杂。它将不再是一个单一的家庭单元，而是向几个层面延伸的向不同方向扩展的混合家庭。即使你没有孩子，你也可能有一个充满爱的、非生物学意义的家庭。

现在，以我们现有的家庭结构为例，在平均寿命上增加大约 40 年，会发生什么呢？一个典型的家庭单元将会有五代人而不是三代人，分别是：孩子、父母、祖父母、曾祖父母、曾曾祖父母，也可能包括没有血缘关系的家庭成员。此外，人们在生活中仍会遇到困难和变化，离婚仍会发生，混合家庭仍会发展。

家庭将会变成部落而不是小单元。

最重要的是，寿命的延长强调了牢固关系的重要性，浪漫的、家庭的和柏拉图式的关系是理想健康状态的重要源泉。随着年龄的增长，尤其是对老年人来说，保持联系是至关重要的（人际关系让我们活在当下，而不是过去）。当我们年轻的时候，人际关系可以帮助我们产生同理心。

充实的友情和爱情在一生中都是必不可少的，无论是当你 7 岁时去一所新学校上学还是当你退休时。朋友和家人会去世，会搬走，会改变他们生活中事情的优先级。你必须找到替代品，否则就会因人员流失而处于孤立状态，这需要付出努力。（关于新冠肺炎疫情封控的最糟糕的事情之一是，隔离侵蚀了这一关键的健康因素，封控既增加了压力，也引发了人们对经济的焦虑。）

孙子孙女对你来说可能是延续人际关系的很好的选择，但他们往往离你很远或对你不感兴趣。这意味着你要创建你喜欢的"家庭"，也可能不通过血缘关系来创建。记住，你的配偶不是血亲。一个"有爱的家庭"可能包括血亲，但是为什么要局限于此呢？"有爱的家庭"可以比通过血缘关系维系的家庭更持久，但这需要开放、爱和努力。

不用说，你的人际关系的质量（和存在与否）对你的健康有重大影响。看看下面这个研究：

- 社会孤立——没有家人，这在老龄化人口中很常见——会增加压力的负面影响，同时增加死亡和患严重疾病的风险。认识到这一点尤其重要，因为近 43% 的人说他们在任何时间里都感到孤独。
- 在任意一个 10 年阶段中，认为自己婚姻"非常幸福"

或"相当幸福"的已婚人士的死亡概率比那些婚姻不幸福的人低20%。（男性似乎从婚姻中受益更多：幸福的异性婚姻使男性在55岁时比实际年龄年轻3岁，使女性在55岁时比实际年龄年轻2岁。不幸的婚姻不会让男人变老，但会让女人衰老3岁。）

- 拥有较大社交网络的老年人在规划和选择对自己健康最有益的生活方式方面表现得更好。那些社交活动较少的人则不然。他们错失预防性医疗服务或疾病筛查的概率要高33%，他们会感到有更大的压力，也更有可能因压力而衰老和痴呆。社会关系是减轻压力对身体和大脑功能产生的不利影响的关键。

研究发现，恋爱关系的关键是所谓的"情感反应"。你会因为身边人的陪伴而感到满足，不是在身体上，而是在情感上。这不仅适用于恋爱关系，也适用于友谊。

自我设计你的性生活

众所周知，随着我们年龄的增长，性功能会因为各种原因而下降。有些是机械性的（翻译过来就是：当血液流动因为动脉老化而变缓时，血液就无法到达性器官），有些是心理上的（情绪与性唤起高度相关），还有一些只是逻辑上的（在压力大的日子里人可能看到床就想睡觉，而不是想云雨一番）。

这并不意味着你应该把性功能障碍视为衰老不可避免的一部分，因为健康关系中的健康性生活除了有那些明显的好处，还有很多益处。

生理上，男性最常见的问题是勃起功能障碍——无法勃起或维持勃起。药物治疗可能会有所帮助，但进行一些改善血液流动的活动（体育活动、健康饮食）也可以改善该区域的血液循环。对于女性来说，绝经后发生的荷尔蒙变化会导致润滑不足和性唤起障碍，这很常见，因此不仅血液流动很重要，亲密感以及理解身体已经今非昔比也很重要（翻译过来就是：花更多的时间在前戏上）。75 岁仍有性生活的最重要的变量（除了你得有一个性伴侣以外）是：你的炎症水平只相当于 58 岁的水平。[2] 正如我们所了解的那样，在很大程度上，你可以通过基因和表观基因改造来降低你的炎症水平。这就是我们建议每年在低密度脂蛋白检查以外再加做超敏 C 反应蛋白检测的原因之一。帮助你评估炎症的血液检查种类繁多：超敏 C 反应蛋白、髓过氧化物酶、氧化型低密度脂蛋白、载脂蛋白 B、氧化三甲胺、白介素 -6 以及非对称性二甲基精氨酸等等。

此外，许多健康问题，包括疼痛、抑郁、心脏病以及用于治疗这些疾病的药物都可能有造成性功能障碍的副作用。这也是为什么你在治疗病痛时需要寻求另一种医学建议。这也进一步证实了我们的一个主要观点：全面照顾好自己对你生活的各个方面都有积极的影响。

自我设计你的社交生活

参与社交活动是你能为自己的思想、健康和生活所做的最重要的事情之一。做到这一点并非易事，尤其是在你只想要窝在沙发上，搜索网飞节目，而若事情变得困难就会选择退缩时。我们不能推荐一个放之四海而皆准的方法。吾之蜜糖，彼之砒霜，所以我们向我们圈子里的一些人征询了一些想法。这么做的一部分原因是想给你一些建议，但更主要的是为了激励你，使你在上了年纪后依然把社交当作优先事项之一。

"我加入了一个太极小组（对我的健康有好处，小组里也有其他想要交友的人），和住在其他地方的朋友通过打电话来维系友谊（不是发短信），并且与三个朋友组织所谓的'生日约会'，其实在我们计划时，生日已经过去好几周了。"——吉尔，63岁

"我们组织午餐、晚餐，一起打高尔夫球、组织大型聚会和小型聚会、组织滑雪旅行和高尔夫球旅行。"——沃伦，75岁

"我打网球和板网球，所以我在进行这种竞技运动的同时展开社交。通过这种方式，我结识了很多夫妇，也认识了很多女士。除了打网球，我们还一起去看电影、吃饭、打牌，甚至一起去度假。我积极参与我女儿的青少年体育运动，我是家长代表，也是学校体育运动的推动者。我通过这种方式

结交了不少朋友，我们在比赛前或比赛之后会一起出去，与我们的孩子一起做志愿者。我丈夫、女儿和我有一个群，我们整天聊天，从晚餐计划到日常小成就，再到分享笑话 / 表情包。我们一家人还在教堂做志愿者。我的侄女和侄子都是20多岁的年轻人，我们通过照片分享应用软件 Snapchat（色拉布）与他们交流。他们都不住在城里，我们之间互相发发照片，这很有趣，也很容易。就连我在阿富汗的侄子也能经常用 Snapchat 和我聊天。我爱死这个软件了。"——霍莉，50岁

"我与朋友和家人保持联系的一个有趣方式是通过一个叫作'马可·波罗'的应用程序进行沟通。这是一款视频信息应用程序。我每天都会和三个儿时最好的朋友进行视频群聊，还有一个群是我妈妈和嫂子，另一个群是我在纽约时认识的朋友。这些信息不仅让我知道大家在做什么，最重要的是，每天都让我开怀大笑。"——安，69岁

"我们用苹果视频通话软件和家人保持联系。我们的孩子经常向他们的祖父母展示房子，扮愚蠢的鬼脸，他们还总能做到让我们的豚鼠'谢吉'也能吱吱地在视频里打招呼。"——艾丽卡，41岁

"45年前，6对夫妇在一场高中拍卖中购买了在位于佛蒙特州的小木屋中度过周末并一起滑雪的机会。这开启了我们随后20次的旅程，我们12个人一起去了很多遥远的地方，比如伊斯坦布尔。我们集体购物、分配做饭和打扫的任务、

安排提前阅读任务以便一起讨论、一起散步，在无与伦比的欢乐、幽默和难忘时刻，巩固了彼此间的友谊。我们中的 7 个人已经去世了，但剩下的 5 个人，尽管生活在遥远的地方，仍然和彼此保持密切的联系。"——杰克，72 岁

"我给我的父母打电话，他们会很高兴，甚至我只是寄一张贺卡说我爱你们，他们也会很开心。人与人之间的联系至关重要。"——艾薇，54 岁

"最近，我花了很多时间旅行。我发现，在旅行时，像我这样年纪的人（这些人对音乐或电子游戏不感冒，因为这些本来就是孤独的活动），很愿意在机场或飞机上打开话匣子。有时候，一开始只是聊聊天气、航班延误或在读什么书，但是后来经常会转向更实质性的谈话，进而交换名片，有时还会和对方建立起友谊或成为合作伙伴。几年前，我在俄亥俄州阿克伦的行李认领处遇到了现在的商业伙伴，当时我们一起交谈，发现我们有共同的商业兴趣。"——杰夫，61 岁

"我每年都会在一个新的城市和我的朋友们见一两面，这些朋友都是我在当海军军嫂时认识的。不管我们选择了哪个城市，我们朋友四个都会很开心地聚在一起，看看风景。今年我们要去纳什维尔。"——托尼亚，57 岁

"谷歌让我们可以成为任何领域的专家。我们在吃饭的时候，可能会出现某个我一无所知的话题。我不再担心自己看起来很无知，或是无法融入对话，我只要在谷歌上搜索一下就可以，这对给老朋友留下深刻印象和结交新朋友很有好

处。"——玛丽，62 岁

"几年前，为了离家人更近，我和丈夫从住了 48 年的地方搬了出去。我们知道我们要离开住了 42 年的家，更重要的是，要离开我们的朋友圈了。我们的首要任务之一是建立一个新的朋友圈。这需要时间、付出和开放的心态。这是老生常谈，但事实是，为了交朋友，你自己需要成为一个像样的朋友。交朋友可以成为让你早起的一个理由，也是让你参与读书小组和麻将小组等的理由。朋友们在家庭节日聚餐时邀请我们，这让我们不感到孤独。所有这一切都意味着我们必须互利互惠。朋友可以给你打电话，和你一起吃饭，在你接受手术、生病或失去亲人的时候来看望你。它们让我们感到我们是有人关心的，而不是孤独的。是的，这一切都需要时间。但是如果没有社交，我们就会感到孤独，也会过于关注自己。"——玛莎，78 岁

"我的一个爱好是在我的社区做志愿者。它可以是为无家可归的孩子服务，为卧病在家的人读书，护送老人去看医生，或者去户外散步。我结交了很多志同道合的朋友，他们也喜欢帮助有需要的人。志愿服务不仅帮助了我们所服务的人，也让我们这些扮演支持角色的人感受到了强烈的感激之情。几年前，我和朋友们在生日和圣诞节时制定了"不送礼"的策略。我让那些坚持要送我礼物的人提供几个小时的社区服务。令人惊讶的是，最初犹豫不决的人现在都接受了这样的做法。通过这种做法，我交到了很多朋友。把爱传递出

去……"——多娜，67岁

"我高中和大学的朋友们每年都尽可能地在全美国不同的地方聚会。我们可以打高尔夫球、钓鱼，或者花几天时间探访一个城市、品尝美味的食物。这是一段极好的光阴，我们可以谈论我们的家庭，也可以一起怀念过去的美好岁月！"——威尔，50岁

"我利用一切机会与我的朋友和家人交流。无论何时，当我坐在出租车后座、机场或火车上时，我都会给我最亲密的朋友和家人发条短信。我每天都与我的孩子和母亲交谈，每周和姐姐聊几次。交流的频率很重要，比交流持续的时间重要得多。这些技巧帮助我与在克罗地亚的家人和朋友保持联系，尽管我30年前就离开了克罗地亚。"——汤姆，56岁

"交朋友需要时间；维持友谊也需要时间。在我生命的大部分时间里，从一个农场长大的孩子，到读大学和研究生院，到同时经营几家企业以及编辑6篇文章，我每周工作50~70个小时。我获得了很多东西，或者说这些东西是我的'玩具'。在这段时间里，我的兄弟们（我最好的朋友，他们住在离我20分钟车程的地方）一直都在全职工作，和他们的朋友一起享受生活。他们有很多聚会，一起露营、一起玩雪地摩托、划船、打猎、社交等，和其他人一起创造乐趣。当我快要退休时，甚至在退休后，我有了更多的时间。当我叫我的兄弟们去做和我的'玩具'有关的事时，他们则和朋友们去玩别的东西去了。那时他们很少有时间陪我，现在也没有，

因为他们总是'有事要做'。虽然我们在一起的时候真的很开心，但他们有很多朋友，而我有'事情'要做。我开始意识到，友谊需要时间来培养。它们需要一些付出。友谊不会凭空产生或存在。它们必须被用心栽培，尤其需要时间的滋养。我还意识到：如果把伟大的友谊和社交网络视为优先事项，那么即使在生命后期，你仍然可以拥有它们。

"为了结交朋友，你有必要奉献自己……奉献出一些时间。这需要你愿意去分享你自己，分享你的感受，分享你关心的事情，愿意去倾听。这涉及一些风险……但最快乐的记忆似乎并不是获得所谓的'玩具'，而是获得持久的友谊。

"我和几个朋友主要通过电子邮件保持联系。电子邮件让我可以每天（在某些情况下，只是偶尔）同另一个我生命中很特别的人聊天，或是展开严肃或有趣的联系。它不仅让我感到被认可，而且这种联系（我觉得）对别人和对我一样重要。我有3个不同的朋友群（小型社交网络），我几乎每天都会给他们发邮件。这3个群各不相同。一个由退休同事组成，另一个由退伍军人组成，还有一个家庭成员群。第四个群是我的孩子们。生活在这样一个时代，所有人的生活都被填满，都很忙碌，每天花几分钟查看电子邮件，享受这种人际关系的延续是一件很愉快的事情。因为它很轻松，当有零碎时间的时候，我们可以以轻松的心态查看一下邮箱——这是一种有益的经历！"——杰克，72岁

重新打造你的药柜

在一个理想的世界里，你吃的食物会为你提供身体所需的所有维生素、矿物质、微量和宏量营养素。但研究表明，当谈到营养物质的每日建议摄取量（DV）或推荐每日摄入量（RDI）时，99.9% 的人没有摄入足够的营养，只有 7% 的人摄入了所有维生素和矿物质的每日推荐摄入量的 20% 以上。以下是被证明可以延缓衰老和延长寿命的维生素、矿物质、补充剂，还有一些有大量动物数据支持（但尚未在我们人类身上得到证实）的、抗衰老的研究人员自己在服用的药物，你可以和你的医生讨论是否要补充或服用它们。

维生素 D_3

服用理由：42% ～82% 的人缺乏维生素 D。几乎可以肯定，缺乏维生素 D 会缩短寿命。[3] 研究表明血液中维生素 D_3 的含量达到 35ng/ml 及以上会带来很多好处：预防癌症、保护动脉免受衰老的影响、逆转糖尿病、防止勃起功能障碍，甚至降低全因死亡率。[4] 虽然数据很清楚地表明，与 10ng/ml 或 20ng/ml 相比，当维生素 D_3 达到 35ng/ml 的水平时，你的身体机能会更年轻，但我们不知道 50ng/ml 或 80ng/ml 水平的维生素 D_3 是否一定会比 35ng/ml 的水平更好。事实上，我们也不知道，那些由维生素 D_3 水平低于 35ng/ml 引起的疾病和反应，是否会在通过服用补充剂保证维生素 D_3 的水平超过

35ng/ml 之后得以改善。我们假设事实确实如此，同时我们知道 35ng/ml 优于 15ng/ml。

注意事项：请每年做一次血液测试，看看维生素 D₃ 的水平是多少，了解你需要补充多少维生素 D₃ 以保证达到至少 35ng/ml 的水平（尽管我们更倾向于 50～80ng/ml 的水平）。在含量超过 107ng/ml 之前，它很少会有毒性。[5]

服用量：在你知道血检结果之前，一开始每天服用 1 000IU（医学效价单位），但要根据个人情况调整剂量。年龄越大，需要的维生素 D₃ 就越多，因为你年纪渐长，可能无法很好地吸收或制造维生素 D₃。

复合维生素 / 复合矿物质

服用理由：我们大多数人都缺少一些必需的维生素和矿物质。而在涉及对长寿的影响时，它们的数据很好。研究表明，服用复合维生素 10 年以上可以降低癌症发病率（对于 65 岁以上的男性来说，非前列腺癌发病率可降低 8% 以上）。[6, 7] 每天补充两次复合维生素 / 矿物质，每次半片，可以让你的心脏更年轻，跳动更有力，因为它可以减少超过 25% 的显性心血管疾病（以及可能会减缓你速度的隐匿性异常），正如"健康专业人员研究"长达 20 年的随访研究所显示的那样。[8]

注意事项：除非在医生监督之下，否则不要像摄入瓶装水或食物中添加的维生素那样额外服用维生素，因为过量的维生素可能弊大于利。例如，一些补充剂中过量的 B 族维生

素会增加患乳腺癌或过早死亡的风险。[9, 10]

服用剂量：把一片复合维生素掰成两半，早上服用一半，晚上服用一半（这样可以让血液中的营养水平更接近恒定）。坚持服用接近推荐每日摄入量的复合维生素（因为过量摄入某种营养物质会破坏营养素之间的作用关系，它的弊大于利）。

柠檬酸钙和镁

服用理由：钙可以让你在很多方面保持年轻，包括增强骨骼强度。充足的钙摄入量对于健康的骨骼和牙齿、肌肉的功能以及神经信息传导都是必不可少的。钙也可以用来帮助激素和酶的释放，让你的身体顺利运转。一般来说，人们每天可以从饮食中获得所需钙的一半（约1 200毫克），所以每天服用600毫克（含有300毫克镁）的补充剂，有助于抵消与钙相关的便秘并发症。钙还有助于预防失眠，调节肌肉和神经功能，控制血糖水平和血压，并且在蛋白质制造、成骨及健康DNA的产生方面都很重要，同时钙还可以减少因缺乏运动而导致骨折和骨骼老化的风险。镁元素的缺乏也很常见，所以监测血液中镁元素的含量也很重要。

注意事项：补充600毫克以上的钙会增加患前列腺癌的风险，对前列腺癌的研究发现通常也适用于乳腺癌（反之亦然）。[11, 12]对女性来说还有一个特殊的风险：几乎70%的老年女性都报告说自己在补钙，但她们可能不知道，对于那些中风或有脑白质病变（脑血管疾病的标志）的人来说，每天补钙超过 600 毫克，罹患痴呆的风险会增加 7 倍。[13]

服用剂量：作为补充剂，服用量不要超过 600 毫克。此外，与补充剂中的钙不同的是，食物中的钙对身体的影响似乎是安全的，甚至可以预防血管问题。所以，你如果中风了，一定要多吃以下这些富含钙的食物。你的目标是每天摄入 1 000 到 1 200 毫克的钙。

- 一杯脱脂牛奶（276 毫克）的含钙量为推荐每日摄入量的 23%。
- 一汤匙芝麻的含钙量为推荐每日摄入量的 9%。
- 一杯普通脱脂酸奶的含钙量为推荐每日摄入量的 30%。
- 85 克带骨三文鱼罐头的含钙量为推荐每日摄入量的 21%。
- 一杯煮熟的白豆的含钙量为推荐每日摄入量的 13%。
- 28 克的杏仁的含钙量为推荐每日摄入量的 8%。
- 226 毫克煮熟的羽衣甘蓝的含钙量为推荐每日摄入量的 19%。

DHA ω-3

服用理由：DHA 是鱼油中的一种成分，也是一种健脑食品。在对人群的随机研究中，人们发现 DHA 可以帮助你保持健康，在对 60 岁以上人群的随机对照试验中，DHA 被证明可以改善大脑功能，使人在处理速度方面有所提升，就好像你年轻了 6 岁一样。[14] 服用 ω–3 也是保护眼睛免患初期黄斑变性的 5 种方法之一（其他 4 种分别是补充类胡萝卜素叶黄素、补充玉米黄素、避免吸烟和戴太阳镜）。[15]

注意事项：我们知道一些来自鱼类的 DHA 会导致过敏。要确保摄入的是 DHA，而不是一般的鱼油，因为许多鱼油制剂不含最有活性的 DHA。此外，最近的数据表明，大剂量的"鱼油"会有轻微的增加心房颤动的风险。然而，对于大多数 50 岁以上的人来说，其获益超过了风险。和你的医生谈谈这个问题吧。

摄入剂量：我们建议你每天服用 900 毫克，或者每周吃 340～450 克的野生三文鱼或 560～680 克的海鳟鱼，它们是北美唯二两种可以持续提供这种关键"鱼油"的鱼类。你也可以服用藻类（从藻类中提取的）ω–3 DHA，每天至少 900 毫克。

小剂量阿司匹林

服用理由：我们建议 49 岁以上的人都咨询自己的医生自己能否服用这种长寿补充剂，那就是每天两片 81 毫克的阿司匹林（不要肠溶片／包衣片）。这个剂量可以预防 9 种不同的癌症（包括直肠癌、食管癌、肝癌、肺癌和结肠癌等），以及与心脏和动脉相关的疾病，如中风、阳痿和深静脉血栓形成。[16] 如果算上平均降低的癌症风险值的话，对于典型的 35 岁以上的男性和 45 岁以上的女性，其益处要远超风险。[17]

注意事项：服用它可能会引发胃肠不适和出血，所以服用前请咨询医生。按照这个方案，每次服用前和服用后都要喝半杯温水（因为这可以减少70%以上的消化系统副作用），早晚各服用1片，其抗炎作用有助于保护你免受癌症和动脉功能障碍的影响，而这种作用只能持续16小时。要坚持服用阿司匹林，如果两天不服用，反弹的风险就会增加：静脉和血流中的血栓就会增加。还要注意，激素替代品，如雌激素、孕酮和睾酮，都能增加凝血倾向，所以你要和你的医生谈谈，是否要在这个方案中加入阿司匹林。你如果服用阿司匹林，可以考虑同时服用2 000毫克牛初乳，因为它可以减少80%的"肠漏"和其他非甾体抗炎药带来的胃肠症状。[18] 还有一种液体形式的阿司匹林正在申请获得美国食品药品监督管理局的批准，但我们不知道液体的药物形式对于副作用的缓和效果是否优于牛初乳。

服用剂量：每天早晚各服一片小剂量阿司匹林（81毫克），服用前后各喝半杯温水。

ω-7

服用理由：ω-7脂肪酸似乎可以减轻炎症和胰岛素抵抗，从而延长寿命。[19]

注意事项：我们不知道这种补充剂会带来什么问题，除非它的纯度不高而含有饱和的棕榈酸（和大多数沙棘制剂一样）。

服用量：我们建议每天服用420毫克纯化的ω-7。

益生菌

服用理由：益生菌（发酵食品中的有益细菌）有助于代谢食物中利于保持年轻并保证能量供给的成分。每周吃超过113克的红肉或170克的猪肉会改变你肠道中的细菌组成，并产生导致动脉老化、心脏病发作和中风的化学物质。[20, 21]从长远来看，避免这些确实会让你更健康。微生物群落中细菌的多样性减少与衰老有关。[22]

注意事项：通过发酵食品来增加肠道菌群多样性是一个很好的选择，只要你能坚持吃。在未来的 5～10 年里，我们希望能够为个人推荐个性化的益生菌。

服用剂量：我们建议每天补充孢子形式的鼠李糖乳杆菌或两歧双歧杆菌，以增加肠道内细菌的多样性（孢子形式可以在胃酸中存活下来）。或者像我们一样，交替选择两到三种益生菌服用（如康萃乐、旭福每日益生菌胶囊或潘斯瑞特百奥益生菌），每天服用 40 亿种活菌或等量的孢子，以试图增加你体内微生物组的多样性。

辅酶 Q10

服用理由：随着年龄的增长，这种辅酶会与其他酶一起促进能量的产生。[23]它也可以通过降低患糖尿病和高血压的风险，来增强你的大脑功能。根据两项研究，它可以大幅降低心脏病和中风发作的风险，并使全因死亡率下降。它的工作原理似乎是帮助你的线粒体恢复活力，线粒体是你体内每个细胞的能量中心。如果你服用降低低密度脂蛋白的他汀类药物，如阿托伐他汀和瑞舒伐他汀，你血液中的辅酶Q10的水平就会下降50%，所以服用补充剂是恢复这些水平的一种方法。[24]

注意事项：他汀类药物确实有显著的抗炎作用，有助于使大脑动脉以及心脏动脉保持年轻。[25]但15%的人确实有肌肉酸痛的症状，通常通过更换他汀类药物和添加辅酶Q10来缓解。我们不知道辅酶Q10的副作用是否影响它的效果，患有神经系统疾病的患者通常服用的剂量是推荐的利于长寿的剂量的6倍，而其副作用不比安慰剂更大。

服用剂量：我们推荐每天200毫克（如果你超过50岁，在考虑使用他汀类药物时，请咨询你的医生，特别是如果你的低密度脂蛋白高于70mg/dL的话）。

鳄梨豆非皂化物（ASU）

服用理由：延长寿命的一个主要方法是摄入一种让你远离关节炎的药物。自20世纪90年代以来，在法国，鳄梨豆非皂化物被用于预防关节炎。2013年发表在《英国医学杂志》上的一项为期3年的大型研究表明，与安慰剂相比，每天300毫克的鳄梨豆非皂化物300显著减少了髋关节骨关节炎的恶化。[26]皂化是用油和碱液制作肥皂的过程。鳄梨豆非皂化物是鳄梨油和大豆油中不能被用于肥皂制作的部分的1%。鳄梨豆非皂化物也被称为AIS2，因为它来自1份鳄梨油和 2 份大豆油的混合物。

注意事项：目前尚未发现严重的副作用。[27]

服用剂量：每天 300 毫克。

作为 NAD 前体的烟酰胺核糖

服用理由：人们认为烟酰胺核糖有助于改善线粒体的功能，线粒体为你的细胞提供能量，使它们更年轻。[28, 29] 在 2019 年的一次会议上，大多数抗衰老研究人员表示他们正在服用烟酰胺核糖（通过举手调查的）。在一个小鼠模型中，烟酰胺核糖已经逆转了阿尔茨海默病，并在几个随着年龄增长而出现肌肉功能障碍的模型中帮助恢复了肌肉功能。许多科学家认为，线粒体能量制造匮乏是一些衰老症状出现的主要原因之一，而通过乐加欣（Tru Niagen）等补充剂恢复 NAD 水平，可能有助于改善线粒体的功能，就如同让它们年轻了好几岁一样。有人说，它至少可以防止你的能量水平进一步下降。

注意事项：虽然它们在人体中有良好的安全性数据，但我们不知道烟酰胺核糖（乐加欣或等效药物）在人身上的益处是否与在动物身上的益处相同。

服用剂量：没有人明确指出对人体来说多少剂量是合适的，但与改善动物线粒体功能的剂量相比，200～300 毫克的烟酰胺核糖似乎是人体的等效剂量。

虽然我们认为上述补充剂的数据表明，对许多人来说，服用补充剂的益处大于风险（请与你的护理人员核实），但你需要与专业人士讨论是否服用下文中的补充剂，因为每种补充剂的益处和风险尚不明确，无法对其进行概括计算。你可以使用我们的应用程序或查看我们的网站以获取更多相关信息。

姜黄素和胡椒素

服用理由：姜黄素有助于改善认知功能，随着年龄的增长，姜黄素在改善认知方面发挥着越来越重要的作用。人们已经将姜黄素和胡椒素用于预防认知功能衰退，并且在动物实验和流行病学研究中也得出了一样的结论。[30, 31] 该组合药物正在进行小型临床人体试验。

注意事项：到目前为止，没有明确的迹象表明这些药物可以被广泛应用在老年人身上。它们的主要作用似乎在于抗炎。据报告它们可能有使人头痛的副作用。[32]

服用剂量：500 毫克，一日 3 次。该剂量似乎与迄今为止在动物实验中使用的剂量相当，因此副作用应该最小。

二甲双胍

服用理由：动物研究和一项流行病学人体试验已经证实

二甲双胍可以延长寿命及减少慢性疾病带来的负担。[33,34]

注意事项：有人担心二甲双胍会消除运动带来的益处，所以我们建议那些躺在沙发上的懒汉服用二甲双胍，但不提倡运动的人服用（尽管有些人在不运动的日子里也会服用二甲双胍）。[35] 这与我们对 NAD 的感觉形成了鲜明对比，NAD 对人体似乎没有副作用或毒性。但是二甲双胍可引发低血糖，据报道，脱水的人会出现严重的危及生命的酸中毒。[36] 据报道，摄入大量的仿制药有可能会致癌。

服用剂量：大规模的临床试验正在进行中，受试者会每天服用两次二甲双胍，每次 500 毫克，或者早上服用 1 000 毫克，晚上服用 500 毫克，对照组是安慰剂。其他补充剂，如肌酸、N-乙酰半胱氨酸以及西罗莫司等药物，对于某些人群来说可能益处大于风险。相关的数据仍在不断积累，请咨询你的医生，访问我们的应用程序或网站，以获取更多关于这些补充剂和其他补充剂的信息。因为我们的科学团队可以审查和验证这些数据，我们将尽量保持网站的更新。

批判性地思考医疗信息

互联网是一个奇妙的东西——在手指轻触间你就能获得丰富的信息，还能看到小狗和鸭子蜷缩在一起的这种令人惊叹的小视频，人怎么会不喜欢互联网呢？但它的缺点是有很多错误信息。虽然在这个数字世界里有很多可靠的建议、鼓舞人心的事物和为你提供支持的团体，但你仍然要小心行事。

想想这个：一项最近的研究关注了在线诊断工具，[37]虽然人类医生的误诊率约为5%（每年约有１200万美国成年人会被误诊，还有更多证据表明二次诊断是值得的），但数字工具目前的误诊率为50%。《英国医学杂志》2019年的一项研究发现，在线工具的诊断准确率仅为34%。比零好，但不如真正的医生。

这凸显了做一个聪明的数字信息消费者的重要性。将在线信息作为一个数据点，然后利用人的意见（即你的医生的意见以及第二个医生或第三个医生的意见）来帮助你确定问题和解决方案。

我们经常使用道听途说的方法来治疗疾病。"我朋友有个朋友发誓说，每天早上吃3颗蓝莓就能治好她的糖尿病。"虽然蓝莓很好，但我们不确定只吃3颗蓝莓就有那么大的效果。这是情绪发挥作用的一个经典案例。我们大多数人更容易被个人故事所左右——在鼓舞人心方面，这可能是一件非常好的事情，但也许我们过于相信它们是唯一的答案。统计数据可能很复杂，却能让人产生深刻的见解。

这就是为什么我们希望你在面对医学和金融研究以及报告时能够成为一个有批判性的消费者。了解医疗干预的工作原理将帮助你识别新闻的炒作，弄清楚应该如何看待它们。

观察。流行病学研究通过观察人群和行为，来确定某种变量在起作用，这使我们对医学模式有了深入的了解。例如，假如一项研究在一段时间内观察了5万人，每个人都必须报告他们的饮食模式和健康史。一旦研究人员控制了他们饮食模式和健康史中的所有变量，他们就可以提取出有意义的数据。如果那项研究发现，每周吃甜点超过 5 次的人患心脏病的风险要高出 50%，会怎样？事实上，其中并没有直接的因果关系。我们不知道香蕉圣代是否会导致动脉堵塞，但我们知道有一种模式可能会为我们提供一些有意义的启发。

干预。在发现一个模式后，问题变成了：哪些东西会有帮助？什么样的行为、设备、药物或疗法可以阻止或改善某些会引发问题的生物学机制？如你所想，这是一个很大的研究领域。有很多潜在的答案，无论是饮食、压力管理干预，还是药物或其他解决方案，得出怎样的答案取决于研究团队的兴趣。你不仅要了解研究告诉了你什么，还要了解研究的严格程度。变量得到控制了吗？实验对象是老鼠还是人类？研究对象有多少？这项研究是由大型制药公司还是美国国立卫生研究院支持的？在新闻报道或推特中破译这些信息并不总是很容易，但这值得你花几分钟去调查。许多新闻故事都有原文链接，点击任意一个链接，看看这些数据是否支持新闻的内容。

荟萃分析。这是一项着眼于多个研究结果的研究，因此，它全面总结了那些最重要的数据。但荟萃分析的结论取决于用于荟萃分析的研究质量。如果你想看看鱼油是否能减少心脏病发作，那么鱼油的质量，每个受试者服用的量以及对照组所服用的油（对照组是否服用了增加心脏病发作风险的油）

都是需要考虑的重要因素。记住：垃圾进，垃圾出（如果你输入的数据是错误的，那么你输出的结果也是错误的）。如果你总结 10 项研究，每项分别研究 100 名患者，但是研究设计得很糟糕，即使分析 1 000 名患者，其结果也并不会更可靠。

双盲、安慰剂对照。这种类型的研究试图通过排除安慰剂效应，以确保结果和结论的准确，并显示出干预的意义。在安慰剂效应下，受试者不知道他们接受的是试验药物，还是味道、外观和感觉都和药物一样的安慰剂。这里的一个问题是，如果安慰剂组的一些或许多受试者认为阿司匹林是有益的，他们就可能会在安慰剂之外服用阿司匹林（当他们相信效果并"打破"研究方案时，他们就会这样做，在一项研究中有 36% 的受试者这样做）。有时真正的故事深藏在数据表中，这就是为什么有一个团队帮助你解读新闻是如此重要。

同行评议。因为人们可以在互联网上发表任何东西，你需要确保你所信赖的任何研究都经过了严格的同行评议，也就是说，由专家进行了独立分析，确认了方法和流程。但请记住，"同行评议"并不是"上帝评议"，因为同行们都有自己的偏见。

数字。研究了多少受试者？7 个？这可能不是很可靠（除非之前所有的患者都去世了，现在在采用新疗法后，7 人中有 6 人存活了下来）。通常情况下，这个数字越大，结果就越能说明问题。我们还要意识到，例如，10% 的影响可能是由于对 10% 的人产生了 100% 的影响，或者对每个人都产生

了 10% 的影响。它们不是相同的结果，但很难确定哪一个是
事实。

重塑你的外表

如果你有一些年轻的感觉，你可能也渴望看起来年轻。
但事实是，随着年龄的增长，你几乎不可避免地会长出一些
皱纹。科学家称这种衰老为"皮肤功能退化"。

我们请我们的朋友亚瑟·W. 佩里（医学博士、美国外科
学院院士、哥伦比亚大学外科学兼职副教授）带我们看看对
抗这种皮肤退化的一些选择。（关于皮肤保养产品和更多相关
信息，请参阅佩里创办的网站。佩里是一位伟大的医学从业
者，一位技术娴熟的外科医生，也是一位科学宅，他在创造
那些让你看起来更年轻的产品方面做了令人惊叹的工作。）

从面部拉皮到腹部整形，美国每年有 180 万例整容手术。
而"微整形"（不需要手术开刀）手术——从激光脱毛到肉毒
杆菌注射再到各种填充——也越来越受欢迎，每年约有 1 600
万例。它们确实有助于让你的皮肤看起来更年轻，让你的皮
肤年龄看起来更接近你的"真实年龄"。我们正在尽最大努力
让自己看起来和自己感觉的一样年轻。许多在诊室就能完成
的手术风险很低，休整时间很短，甚至不需要休整，而手术
仍然会让我们面临感染、出血、血栓甚至更糟的风险。每个
人都有自己可承受的风险水平，所以一定要考虑到所有可能

的并发症和益处，并在冒险走这条路之前，与你的内科医生就可能的流程进行详尽的讨论。

由于这些服务是直接向消费者销售的，没有经过家庭医生的筛选，所以虚假宣传甚至欺诈并不少见。让我们试着弄清楚 4.11 亿以上的整形手术网页（只是英文的网页）上的信息，这些网页正在夺取你的血汗钱。

皮肤护理

要想年轻，可以从不吸烟和限制无防护的日晒开始。但是，虽然你在尽可能地保护你的皮肤，但 30 岁后，它会以每年 1% 的速度变薄。尽管人们大肆宣传含有大麻二酚油、木炭、植物干细胞和肽的产品，但这些所谓的解决方案并没有多少科学依据。已经被证实的、可以让你的皮肤看起来更年轻的成分清单真的很短，但确实包括维生素 A、维生素 C、果酸和烟酰胺（一种维生素）。[38] 最重要的护肤成分是微锌防晒乳，它被证明可以延缓皮肤衰老、减少皮肤癌。我们喜欢矿物质防晒霜——氧化锌和二氧化钛，因为它们会停留在皮肤表面，可以反射紫外线。我们更喜欢锌，因为汗水会改变钛的颜色，让你看起来面色灰白。目前认为，非锌或非钛的防晒霜的有效性未经美国食品药品监督管理局证实，它们可能有毒，还可能会干扰激素。[39] 当紫外线指数超过 3 时，应涂抹防晒霜。你每天早上都可以在智能手机上查看这一指数。

你的基本面部皮肤护理方案应该包括每天洗两次脸，用与你皮肤的 pH 值（酸度）相同的洗面奶（参见标签上的"中性 pH"）。使用洗脸巾进行清洁，以帮助去除那些让你皮肤粗糙的死细胞。早上使用防晒系数为 15 的护肤品，晚上用维生素护肤，即维生素 A 和维生素 C，这是两种很好的成分，可以改善你的皮肤，但它们会被紫外线破坏（如果在白天使用，它们实际上会导致皮肤老化）。

要提防那些许诺在一个下午或一个星期内就能让你恢复青春的面霜、药剂等。你的皮肤在经过几十年后会变薄，而为了延缓这个过程，你的身体需要付出很多。一些"抗衰老"产品可以让你暂时看起来更年轻，但通常这种效果是由炎症和随之而来的水肿（肿胀）造成的，这些水肿会暂时隐藏你的皱纹。是的，它们在一夜之间就起作用了，但从长远来看，它们会让你的皮肤老化。另一种产品有立竿见影的效果，但不会引发炎症，其中含有硅酮，可以在干燥时抚平你的眼袋和皱纹。这更像是化妆，洗掉后，皱纹就又回来了。（我们觉得灰姑娘可能用过这个。）

还有几个要点。首先，如果产品听起来太好而不像真的，那么这些说法很可能就是假的。（让我们面对现实吧：如果它真的像说的那么有效，美国食品药品监督管理局会坚持将其列为处方药的！）其次，如果你正在考虑的这罐面霜比你最喜欢的餐厅的一顿大餐还要贵，那就放弃吧。（即使是自 1870 年凡士林问世以来备受推崇的保湿霜，其背后也几乎没有什么抗衰老的科学依据。不过，它们确实可以缓解皮肤干燥。）最后，如果你有特应性皮炎或湿疹，或者你的皮肤因为天气干燥，或洗得太频繁，或更年期激素流失而出现干裂，那么使用含有神经酰胺、润肤剂和保湿剂等成分的保湿霜来护肤是合理的。

你可以通过精心挑选的皮肤护理产品或服务来减缓衰老的过程，但最终，你还是要面对皮肤松弛和皱纹。填充物、磨皮、激光和肉毒杆菌毒素都可以帮助避免皱纹的产生。

非侵入性技术

肉毒毒素（你可以叫它肉毒素）

脸部肌肉是身体里我们唯一不建议锻炼的肌肉。这是因为面部下方的肌肉会反复拉伸面部皮肤，最终使面部皮肤变得薄弱。有一天你醒来会看到脸上的皱纹，这实际上是胶原蛋白层的裂缝。

像肉毒素这样的神经毒素可以通过减少组织肌肉对皮肤的反复拉扯来减少皱纹。这些药物是人类已知的最强大的毒素，利用好了，它们不仅能让你看起来更好看，实际上还能让你更快乐（心理学研究表明，不会皱眉的人比会皱眉的人感觉更好）。

肉毒素注射对前额水平皱纹、"川字纹"（眉毛之间垂直的皱纹）和鱼尾纹最有用。它们会持续大约 4 个月。[40]

填充

我们更推荐用填充物而不是肉毒素来帮助改善面部下垂。填充物其实早在20世纪80年代初就已经出现了，当时人们从奶牛身上提取胶原蛋白，帮助上了年纪的明星看起来更年轻。如今，注射填充物的做法已经成为一种艺术形式。熟练的整形外科医生和皮肤科医生会使用玻尿酸来填充面部和颈部的皱纹和疤痕，塑造颧骨和下巴，隐藏下颌角，抚平鼻唇沟和木偶纹，以及塑型、提升和扩大嘴唇。（是的，唇纹是有治疗方法的！）

在脸的下半部分使用填充物是最安全的，因为填充物可能会不小心注射到血管中或被血管吸收。（这可能很危险，因为脸的上半部的血管与眼睛和大脑的重要血管相连。）此外，填充剂还会带来一些罕见的风险，包括失明、中风、皮肤脱落等，如果负责注射的医生审美不好（或者可能是个兽医），还可能会让人看起来像只鸭子。大约有50人因为注射填充剂而失明，所以在选择医生的时候要小心！

最新版本的玻尿酸可以维持大约一年，它的作用不仅仅是填充皱纹。通过使皮肤变硬，它们可以阻止新皱纹的形成。最有趣的是，它们会欺骗你的皮肤，让它以为你在增重，这样它就会开始产生更多的胶原蛋白。[41] 胶原蛋白的生成是皱纹填充物有一定的持久性的原因。多年以后，你很有可能会变得更好看。

高科技选项

脸部烧伤很难保证无创，但是不同类型的能量，比如光、声波和电都可以产生可控的烧伤。人体通过缩小和增厚皮肤来治愈烧伤，而这正是对抗衰老所需要的。[42]这听起来像是来自《周六夜现场》的段子，但实际上人们已经创造出了数百种皮肤灼烧机器，以帮助你的面部恢复活力。

激光已经出现了几十年，但听起来仍然很有科技感。这些设备可以去除红色毛细血管、棕色斑点和皱纹。切除皮肤并造成大的令人痛苦的伤口的旧技术已经被"点阵式"激光所取代。你可以查看下你的医生所使用的激光类型。二氧化碳激光在这一点上最有效，它可以在皮肤上钻小孔（虽然你会疼得躺下，但是我们会等着你从地板上站起来的），这会导致皮肤收缩和变厚。小孔之间的皮肤完好无损。治疗结束后，你还需要几天避不见人，但伤口已经不疼了。这种"点阵"技术，与老式的烧蚀（"剥皮"）技术不同，只需要局部麻醉膏就可以完成。使用激光和三氯乙酸（TCA）磨皮，你需要预留大约6天的时间不能见人，以用来恢复。你会感觉很好，但皮肤看起来很糟糕，直到你的皮肤剥落，露出可爱的、均匀的皮肤。这种不适合胆小的人，深层去皮可以让时光倒流许多年，效果可以持续几十年。

点阵激光需要多次治疗才能使皮肤光滑，但它对那些难以去除的脸颊皱纹特别有效。

射频（电流）和微针已经变得流行起来了，有一些证据表明它们有助于对抗皮肤老化。但这些技术背后的科学原理遭到了一些人的质疑。射频与激光和高能超声波一样，都是"能量生产器"。它们可以制造可控烧伤，我们的身体会通过收缩和增厚皮肤来完成愈合。如果治疗方法正确，我们看起来会更好。如果做得不好，看看奥斯卡颁奖礼就知道了。微针让我们想起了那些旋耕机一样的机器，它把细针扎进皮肤，伤害皮肤，刺激伤口愈合，让皮肤看起来更年轻。虽然有一些证据表明，微针可以防止一些紫外线引起的皮肤老化，但并没有标准化的机器，也没有很多科学证据能证明其结果的有效性和持久性。微针的最佳用途可能是治疗妊娠纹或皮肤上的各种疤痕。

高能聚焦超声是一种恢复皮肤活力的新方法，也是少数真正不需要时间恢复的技术之一。被聚焦的声能在皮肤下照射几分之一秒，产生微小的伤口，刺激愈合过程。超声刀能抚平面部、颈部和胸部皮肤，还能巧妙地提拉下巴和眉毛。单次治疗后，需要 3 个月才能看到完全的效果，然后效果会持续两年左右。[43] 超声刀对较瘦的人和生理上五六十岁的人最有效（参考"真实年龄"的概念）。

磨皮

有些化学物质真的可以溶解你的皮肤，让它看起来更好。溶解得越深，效果就越明显，但需要你休息的时间也就越长。这一方法最适合浅色皮肤，磨皮可以均匀肤色，去除斑点色素沉着，深度的磨皮可以抚平数十年的皱纹。选择哪种磨皮很大程度上取决于你想要忍受多大的痛苦。果酸换肤适合那些无法抽出时间恢复的人，或者皮肤颜色较深的人，因为深度的磨皮会诱发斑点。这些都是由皮肤科医生、整形外科医生或有资格的护士来做的（我们不建议由美容师来做，因为效果是多变的，即使是浅层的皮肤磨皮也会灼伤一些人）。如果你的皮肤因为周末在海滩上玩而晒黑，那么三氯乙酸换肤可以消除大部分痕迹。这个手术必须由医生来做，因为很容易留下疤痕。含有苯酚的深层磨皮仍在使用，但已不像以前那么受欢迎了，因为它们可能会产生很大的毒性。

胸部皮肤皱纹的治疗方法

超声刀（高能聚焦超声治疗）对面部非常有用，它也被证实可以抚平胸部上部乳房之间的皱纹，即乳纹。如果这些皱纹真的很深，玻尿酸填充也能起到帮助。在这个区域使用激光是危险的，因为它可能会造成疤痕，但强脉冲光可以帮助减少由于过多的沙滩日光浴造成的一些点状色素沉着。强脉冲需要多次治疗，每次需要花费几百美元，间隔几周，才能看到它微妙但真实的效果。

去除"赘生物"

随着年龄的增长，皮肤上会长出许多"赘生物"。良性老年斑（像雀斑一样）、凸起的脂溢性角化病（看起来像藤壶）、痣（色素细胞的良性肿瘤，可以是凸起的或扁平的，棕色、黑色甚至粉红色，可以有或没有毛发）、皮赘、疣、光化性角化病（这些看起来像擦伤和过度生长或剥落的皮肤），甚至随着年龄的增长，皮肤癌也会悄悄出现在我们身上。在整形外科医生或皮肤科医生那里进行一段时间的刮除、切除、冷冻或剥去这些"赘生物"，我们的外表就能获得明显的改善。不要尝试在家里做这些，因为只有训练有素的眼睛（或者是连接到大型数据库的人工智能系统，再加上训练有素的眼睛）才能判断哪个"赘生物"是真的肿瘤。

手术／侵入性操作

随着年龄的增长，皮肤护理和非侵入性技术最终会变得不那么有用。这时我们就开始考虑真正的手术了。眼睑、眉毛和面部提拉（涉及不同的程度）都会让你的外表看起来年轻一些。这些通常需要去除多余的皮肤，需要精细的塑造，而且要在局部麻醉和静脉镇静下进行。我们强烈建议麻醉师给你注射一点儿镇静，很安全，但尽量不要全身麻醉，因为面部提拉手术会增加腿部出血和出现血栓的风险。

面部提拉

到目前为止，填充、肉毒素、激光和磨皮等非侵入性手术只能让你保有现在的年轻状态。在某些时候，你可能会认为面部提拉才是你的解决方案。但不要等太久，因为在年轻人（比如 55 岁以下的人）的脸上做的面部提拉手术，效果要比你等到脸部沟壑比大峡谷还深的时候做的持续时间更长，效果也更好。有多少整形外科医生，就有多少种面部提拉技术，但大多数都是一层提拉下颌，一层提拉皮肤。新型的"短疤痕提拉术"能更好地隐藏疤痕，因为它能消除耳朵上方和耳后的疤痕，你也不会损失头发。不管你的外科医生有多厉害，发际线内的切口往往会对脆弱的毛囊造成损伤，所以尽可能地避免这样的手术。男性做拉皮手术就比较困难了，因为大多数人都没有留长发，无法用它们来隐藏切口。

眼睑提拉

眼部存在作为眼球缓冲的脂肪，当这些脂肪向外挤压多余的眼睑皮肤时，你就会看起来疲惫不堪。在眼睑提拉的过程中，你的医生会给你的眼睑麻醉，并修剪多余的皮肤。手术的挑战在于不要做得太过，否则会让你看起来很奇怪。现在有了一种新的技术，你的外科医生可以在不切开前额或头皮的情况下，把你的眉毛悬吊到骨缘以上。与上一代经常提拉过度的提眉术相比，这种技术能让你看起来更自然。最近，有一种药物（眼药水）被批准使用，每天使用它似乎可以起到类似（暂时的）提升眼睑的作用。

颈部和下颌抽脂术

随着年龄的增长，我们的脂肪会重新分布在我们不想让它在的地方。年龄增长会使颧骨变平，下颌轮廓模糊。更糟糕的是，我们会长出可怕的"火鸡脖"和颈部赘肉。抽脂术是最"物有所值"的手术之一，它从脖子和下巴抽走脂肪。抽脂术一直以来是最受欢迎的两大整容手术之一，它可以在收紧颈部皮肤的同时，给人以大幅度减肥的视觉效果。吸脂后，脂肪堆积部位的皮肤看起来更紧绷，因为它在吸脂后铺开了更长的距离。尽管通过冷冻、加热或融化来消灭脂肪的方法很流行，但经过验证的最好的去脂方法就是抽脂。这个过程可以在一个多小时内完成，需要局部麻醉和轻度镇静。最初会有一些瘀伤，几天之后你就可以正常生活了。

鼻成形术

老化的鼻尖经常下垂并变成球根状。在鼻成形术中，医生会在整形者鼻孔之间做一个小切口，把皮肤像汽车的引擎盖一样掀起来，露出软骨和骨头，然后进行雕刻。老年人的鼻成形手术要比青少年的缩鼻术更为保守。尽管随着年龄的增长，骨骼会变得脆弱很多，但是鼻骨通常不会骨折。

手修复

现在你有一张 40 岁的脸，但是手看起来像 70～100 岁会怎样？在过去的 10 年里，整形外科医生已经找到了让衰老的手恢复活力的方法。薄而皱缩的皮肤会暴露出肌腱和血管。填充物通常是白色的羟基磷灰石钙，它能够隐藏这些结构，而二氧化碳激光有助于去除皱纹和皮肤斑点。用激光修复手部只需要几分钟，而且通常前臂也包括在内，这样就看不到棕色或白色的皱纹了。有些外科医生会切除手背上可见的静脉，但我们认为这不是一个好主意，因为你在日后进行医疗手术时，可能会用到这些静脉。

身体修复

乳腺外科手术

衰老的乳房在怀孕后会下垂和萎缩。硅胶植入是最常见的整容手术方式，但 40 岁以上的女性在接受这种手术时应该三思，因为它们会影响乳房 X 光片的解读和准确性。如果你做了植入手术，为了安全起见，你至少每年都需要做一次磁共振检查。更糟糕的是，隆胸的一种罕见风险是一种叫作乳房假体相关的间变性大细胞淋巴瘤的疾病。在植入有质感的假体的妇女中，1/30 000 的人会患上这种癌症，这也促使一些国家考虑禁止这种类型的假体。[44] 尽管这个问题听起来很糟糕，但它通常可以通过手术消除和治愈（将肿瘤和植入物同时移除）。为了更好地理解这种情况，我们还需要进行大量的研究。

另一种常见的乳房美容手术是乳房固定术，也被称为乳房提升术，即抬高乳头，去除多余的皮肤，让乳房呈现年轻的形状。同时还有缩乳成形术，可以让大胸变小（大胸会导致背部和颈部疼痛，在温暖的天气还会诱发酵母皮疹），使用的切口类型与提胸术相同。乳房整形手术通常是在全身麻醉的情况下进行的门诊手术。几天后你就可以回去工作和玩耍了。

腹部整形术

生孩子以及吃太多的巧克力甜甜圈让你的肚子变肥了不少，结果，你长出了妊娠纹，体态变差，背部还会经常疼痛。这都是因为在怀孕期间，你的腹部肌肉——形成六块腹肌的肌肉——会向两侧分裂（有"啤酒肚"的男性也是如此）。腹部整形手术可以修复这些肌肉，去除多余的皮肤和脂肪。最重要的是，这是一个"四合一"的手术，因为在术后，你不仅会看起来更好，也会感觉更好，站得更直，腹部肌肉也会更强壮。这种手术是在全身麻醉的情况下进行的，一般不需要住院。在这几天里，有一些烦人的引流物会从切口中渗出，当你下床时伤口会很疼，但你的体型会发生巨大的变化。也就是说，要做腹部整形手术，你的身体得很健康。该手术有出血的风险，甚至会出现危及生命的血栓。如果你吸烟，出现这一并发症的概率以及严重的皮肤损失的概率都会比不吸烟者高很多，所以不要考虑做这个手术了。[45]

抽脂术

戴森先生真希望自己能早点儿想到这个手术，它能抽走腹部、臀部、大腿甚至其他更不常见的部位的脂肪，比如内衣线以下的背部、脚踝和膝盖。通过小切口抽走脂肪后，皮肤通常会收缩。如果你已经有了妊娠纹或下垂的皮肤，并且这种皱缩是你不想要的，那么抽脂并不是适合你的手术。请记住，这不是一种减肥的方法，这是一种摒弃你不想要的脂肪堆积，将这些分散的脂肪堆积吸走以塑形的方法。只要你不过度治疗，抽脂就是一个非常安全的过程。经验之谈是，如果需要抽脂 10 斤以上，那么你应该先减肥再考虑抽脂。

巴西提臀术

这种手术既不是巴西的，也不是真正意义上的提臀手术，它通过从你的腹部抽取脂肪并将其注射到你的臀部来扩大臀部，从而创造出圆形、美观的臀部。然而，其结果可能是致命的。事实上，即便进行这种手术的整形外科医生都有专业认证，但在接受了这种手术的人当中还是有 3% 的人因它而死，原因往往是脂肪进入血液，导致肺部栓塞。[46] 我们希望美国的整形外科医生能禁止这种疯狂的手术，其他国家已经这样做了。我们推荐通过弓步、深蹲以及其他一些臀部练习改善你的臀部外观。

脂肪团缩减治疗

没有药物、食物补充剂或身体乳经证实可以减少脂肪团。每隔几年，就会有一种机器被引入，有人会声称该机器可以消除脂肪团，但一旦组织肿胀消失，脂肪团往往又会反弹。如果组织的小坑足够深，那么它们可以被来自身体其他部位的脂肪填满。但此时此刻，我们无法诚挚地向你推荐任何特定的治疗方法来减少脂肪团。

第十五章

5 步实现黄金年龄重启
如何启动你的长寿计划

我们希望到现在为止，你已经了解了自我改造你的 DNA 开关的重要性，也就是说，通过选择良好的生活方式来开启或关闭你的基因，从而逆转你未来的走向。

医学界能为你做什么，你能为自己做什么，你能为这些事做哪些准备？

我们建议将准备工作分为 5 个步骤。但是你可以也应该根据个人的具体情况对其进行调整。有些事情你可能已经做得很好了（比如你身体很健康，或者一直是一个谨慎的储蓄者）。但这并不意味着你就要止步于此。你应该时刻考虑你的生活和环境可能发生的变化。

随着年龄的增长，事情也会发生变化。事情会随着生活的变化而变化。事物发生变化是因为社会在改变。

因此，这些建议并不是静态的。它们不一定能一直保证你的身体健康以及富有。它们的目的是帮助你评估你现在的状况以及想要达到的状况。勾勒出你的现状、你的目标、你的梦想和你的愿景，这样你就能充分利用书中列出的步骤，采取最佳行动。

重启的过程由 3 个部分组成。

推动让我们更健康的医学知识和治疗手段的发展。这些都掌握在研究人员、医生、医院和人工智能的手里。即便没有我们的帮助，他们也将利用最新的知识，继续深入研究和探索。

确保经济安全。你需要工作并积攒你的劳动成果，以享受更长久、更繁荣、更幸福的生活。

创造生活。如果我们身体健康，有工作能力，能很好地处理财务问题，我们就能谋生。但我们也要创造生活！我们每个人都有许多决定要做，这些决定涉及心灵、思想和灵魂。

无论你的年龄多大，以下这 5 个行动都将帮助你找到自己的道路。

即将发生的事情：数据将影响你的决定

行动 1：收集你的数据

无论什么变化是首先发生的，什么变化是普遍的，什么变化是你可以利用的，有一件事是肯定的：数据会告诉你什么最适合你。这些数据的来源目前为止你自己（还）不能得到，但你可以在你的团队的帮助下获得（通过基因检测、血液检测等获得）。这强调了一个重要的原则：

- 要想利用你的数据做出正确的决定，你必须收集数据。你的数据测量会让你知道你的优势在哪里，以及哪些方面需要改进。

需要提醒的是：虽然这些数字可能会让你情绪激动（比如，你会对体重秤上的数字或退休账户上的数字感到沮丧），但你必须让你的理性压倒你的感性，让数据为你指出你需要努力的方向。下一步呢？让这些数据达到你满意的程度。

活动：创建一个文件（电子表格或日志），其中包括你的起始数值（参见下面的模板）。有些数值你可能已经有了，有些你可能需要想办法获得（可能是去看医生或是使用在线医疗图表）。花一个下午的时间把它们记录下来，并跟踪每年的清单，这样你就可以跟踪随时间推移而发生的变化。

健康日志

年龄：_____

体重：_____

血压（目标：收缩压 <125mmHg/ 舒张压 <85mmHg）：_____

腰围（目标：低于身高的一半）：_____

血糖（目标：<98mg/dL）：_____

低密度脂蛋白胆固醇（目标：<70mg/dL）：_____

进阶指标：

载脂蛋白 B（目标：<80mg/dL）：_____

脂蛋白 A（目标：<30mg/dL）：_____

超敏 C 反应蛋白（目标：<1.0mg/L）：_____

白介素 –6（目标：<1.8pg/mL）：_____

氧化三甲胺（目标：<2 μ M/L）：_____

髓过氧化物酶（目标：<470pmol/L）：_____

常规指标：

吸烟或吸电子烟（目标：不吸）：_____

是否练习过压力管理（目标：是）：_____

最新的疫苗接种情况：_____

最近一次眼科检查结果：_____

最近一次听力测试结果：_____

最近一次嗅觉测试结果：_____

最近一次的骨密度测试结果：_____

最近一次的前列腺酸性磷酸酶检测或前列腺检查结果：_____

最近一次结肠镜检查结果：_____

额外指标：

最大锻炼强度下的最高心率：_____

在 20 分钟最大强度的锻炼停止后 2 分钟的心率下降程度：_____

你正在遵照第十四章的建议进行皮肤保养吗？_____

你正在玩第十三章推荐的益智游戏吗？_____

你正在服用第十四章推荐的补充剂吗？_____

财富

年收入：_____

退休账户余额：_____

其他资产价值：_____

债务（信用卡和其他）：_____

你有没有把总收入的 10% 存入退休账户？_____

你的储蓄投资组合是多样化的吗？_____

即将发生的事情：你的核心圈子将更为重要

行动 2：打造你的团队

打造一个伙伴支持系统可能是你现在可以采取的最重要的行动之一。这是因为社会支持是影响健康的重要因素之一（这不仅适用于抑郁症等情况，也适用于痴呆等与年龄有关的疾病）。如果说 2020 年的新冠肺炎疫情教会了我们哪些道理，那就是即便无法见面，我们也要努力保持联系。

这个伙伴系统不仅仅是为了找到一起玩匹克球的伙伴，也是为了确保你有社交、医疗、财务和后勤团队，帮助你管理年龄重启后以及随之而来的一切。随着医学的进步，你将需要更多的人来帮助你整合信息并做出决定，这是因为将会有越来越多的选择和选项，也因为每个人都将在越来越细分的领域上跟进前沿信息。这既适用于在面对领先的疗法时快速准确地做出决策，也适用于在做出艰难选择时更好地应对来自人际的关系挑战。

我们喜欢的一个指导方针是：当你年轻的时候，你需要年龄大一些、经验丰富的医生和金融专家。但当你年纪大了，你会希望这些医生更年轻，因为他们更有可能掌握最新的进展和技术，并能在未来 25 年或 30 年里一直为你提供建议或服务。

打造团队不只是在你的清单上打钩，它还需要你不断地进行评估。

活动：思考一下你团队中的四大支柱。写下现有的成员。如果你在某些方面有所欠缺，想想你需要做些什么来帮助完善这个部分。你还要意识到，团队会随着你年龄的增长而变化，而保持社会关系的流动性是你能拥有的最伟大的技能之一。

医疗（家庭医生、专科医生）	金融（会计师、投资顾问）	家庭成员（生物学意义上的和非生物学意义上的）	社会（更广泛的圈子和联系）

即将发生的事情：经济保障将在不断变化的世界中增强你的实力

行动 3：存钱、存钱、存钱

这是你能做的第一件事：存钱，存钱，再存钱。说出来是一回事，做却是另一回事。当经济经历严重衰退时，比如2008 年的衰退和 2020 年新冠肺炎疫情期间的大规模经济衰退，我们显然看到了这一点的重要性。未来的医学进步可能意味着你会更健康，工作时间更长，但拥有经济保障将有助于保护你免受不可避免的经济衰退的影响。

今天的储蓄等同于明天的消费，而且是许多个明天的消费。你即使赚不了多少钱，也要每周存钱。赚得越多，存得就越多。你可以计划把终生收入的 10% 存起来，然后问问自己是否有能力存更多的钱。如果可以，你以后的生活就会更有安全感，经济压力也会减小。你的储蓄率应该比你的收入增长得快。这意味着当你得到一大笔奖金时，要控制挥霍它的冲动（把它存起来，它会帮你在没有奖金的那一年渡过难关）。每次你的收入增加时，把更多的增量额度（也许是增量的 20%）存起来。毕竟，在加薪之前你生活得也很舒适（而加薪后也不需要增加额外的支出）。

记住，如果你有很大的经济压力，那么你身体再健康也不能躺平。反之亦然，如果你的身体不好，那么有再多的钱也没什么意思。下面是一些重要的省钱建议：

- 尽管新闻头条都在吹捧对冲基金和私募股权传奇人物的丰厚回报，但我们大多数人既没有相关技能，也没有经济基础去尝试这样的投资策略。研究表明，对几乎所有人来说，最好的道路就是在无负荷、低费用的指数基金中充分分散投资。若年化回报率为 5%，现在每省下 1 美元的费用，42 年后就是 8 美元。
- 永远"在市场中"——不要假装你知道什么时候入场

和退场，因为你根本不知道。进出市场会产生不必要的费用、税收和损失。只要货币供应持续增加，其中一部分多发行的货币就会刺激市场和经济。

- 当你不得不在最惨的时候还债时，欠债就没那么有趣了。所以，把负债当作一种选择，一定要量入为出。不要指望靠奖金或加薪来弥补你的开支，就假设没有这笔钱——但如果真有了，那就吃一顿大餐庆祝一下，然后把剩下的大部分钱都存起来。人们会陷入这样的陷阱：以贷养贷，以卡养卡。如果你正在这么做，现在赶快停止，否则就太迟了。削减你的开支，大部分我们买的东西都是因为我们喜欢而不是因为我们需要。要优先考虑消费模式，勇敢对自己和家人不必要的消费说不。这将减轻你的经济压力，帮助你在退休后过上舒适的生活。

活动：写下你目前的储蓄策略。现在分析你的支出，想想你每月可以从生活中节省多少钱，把更多的钱存到退休账户或其他储蓄账户上。然后，采取行动，直接把更多的钱存入这些退休账户。这并不总是一个容易的选择，但它很容易成为你能做出的最重要的选择之一。

费用	每月存的钱	年度存款
1.		
2.		
3.		

即将发生的事情：医学进步将治愈疾病，但是你可以通过摄入"天然药物"改善健康状况

行动4：重启你对食物的态度

我们现在有治疗糖尿病和胆固醇的药物，也许有一天我们会有修复干细胞或替换脑细胞的药物。但许多医生会告诉你，避免用到这些药物的首选方法是利用这个世界已经提供给你的东西。

食物是天然的燃料和药物，我们中的许多人都在用太多的热量（而且是太多错误类型的热量）毒害自己。在本书中，我们已经介绍了最适合食用的食物：鱼、蔬菜和健康脂肪。

当然，改变你的日常饮食并不总是那么容易，尤其是如果你过去一直忽视了健康饮食。但你可以开始改变。实现这

一目标的最好方法之一是通过替代品来实现，不一定是去掉某种东西，而是找到它的替代品。所以，你能把苏打水换成加了水果的苏打水吗？你是否可以每周两晚吃甜点，而另外五晚吃浆果，而不是每晚都吃甜点？

活动：写下 3 种可能不利于健康的食物或饮食习惯。写下可以代替它们的食物或习惯，用健康的习惯取代不健康的习惯。

习惯 / 食物	替代品
1.	
2.	
3.	

即将发生的事情：变化将很快到来

行动 5：拥抱可变性

适应一种新的长寿观就是打一场持久战。长寿和幸福的生活没有捷径可走，虽然在我们这个快速解决问题、快速打字、快速浏览社交媒体的文化中，这种观念可能很难被接受，但这是事实。当涉及医学进步时，你很可能会有很多选择，你会感到困惑，不知道该相信什么，你可能无法区分狗皮膏药和真正的灵丹妙药。因此，在面对黄金年龄重启时，我们需要用正确的心态来应对变化。

你必须有一定的耐心。在面对挣扎、压力以及忍受即将到来的事物时，你必须给自己一定的自由度。生活更像是一场马拉松，而不是短跑，这就是为什么耐力、韧性和强大的内心比速度更重要。这些年来，我们一直努力遵循着以下这些指导思想：

- 生活不易。当你有亲密而有爱的朋友、同伴、生活伴侣，以及最重要的，一个帮助你度过美好时光和艰难时光的团队时，生活会变得更容易。
- 计划好你的生活，但要记住大多数发生在你身上的事情都不按你的计划来。例如，你是如何遇到你的另一半和朋友的？你是如何选择你的大学、你的工作或你生活的城市的？
- 你无法选择发生在你身上的事情，但你可以选择如何处理它们。所以，如果你有高血压，那么现在就用健康的生活方式或药物对其加以控制。
- 不要沉湎于过去。你的生活是由现在和未来组成的，当然你的过去会帮你指引方向。
- 如果你不计较个人得失，你所能完成的事情就没有上限。这意味着你必须始终与他人合作，分享得失。

- 爱别人，就像你希望被别人爱一样。当我们向别人学习时，我们都会过得更好。我们生活在一个以知识为中心的世界里，不断学习吧！
- 在你的生活中，把你的目光放在甜甜圈上，而不是甜甜圈中心那个洞上。（但是不要吃甜甜圈！）

活动：写下你拥有的最重要的"生活准则"。这些将是你的指导原则和价值观，它们将帮助你每天做出大大小小的决定，并将在很大程度上帮助你提高你的整体幸福感。

活动

与年龄相关的重要决定会让你年轻至少20岁

如果你是 20 多岁或 30 岁出头
关于你的健康

遗传学：了解你的遗传危险因素很重要（你可以使用血统检测程序、家族史程序等，将它们作为模板，从中了解应该提出哪些正确问题）。了解你身体中的危险因素，并就此咨询你的医生。你还要意识到你可以通过你的行为来改变这些风险。

毒素：不要接触。戒掉所有烟草（香烟、烟斗、雪茄）。你虽然现在会因为它们而感到快乐，但未来会因此而感到痛苦。此外，吃东西前和使用公共设施后都要洗手。

厨师技能：学会正确地切蔬菜，这可能是你能为改善健康做的最简单的事情了，因为它会鼓励你在生活中摄入更多的抗病蔬菜。迈克尔医生在与数千人合作后发现，如果你买一把高品质的刀，并学会如何快速有效地使用它，你将在准备饭菜方面节省出大量的时间。因为这将成倍地增加你下厨的欲望和意愿，用你喜欢的食物做出美味的饭菜，反过来也会对你的身体大有裨益。

关于你的钱

教育：从历史上看，每年接受额外教育的平均年回报率约为7%。但这是一项投资，需要的不仅仅是出勤。研究表明，并不是所有的学校和研究领域都能获得相同的回报。教育就像弹吉他一样，需要努力。追求自己喜欢的东西固然好，但如果不能变现养活自己，那就只是爱好。有些研究领域很有趣，但没有明显的职业前景。如果你借了10万美元去从事一个实际上每年只能挣 2 万美元的领域（也许是有趣而高尚的领域）的工作，你的财务生活就会受损害，因为在未来 10 年内你总收入的一半以上要用于偿还你的债务。

后备计划：许多人决定在家照顾他们的家庭，而不是在外工作挣钱。这可能只持续几个月，也可能是一个持续 20～25 年的行为。在一个离婚变得越来越普遍的世界中，你必须从不工作的第一天起就开始考虑，如果分居了，你将如何养活自己。这里面可能包括利用你熟练掌握的技巧在家政 / 育儿领域工作。但这也可能意味着你需要习得额外的技能，这些技能在家庭之外的工作场景中是有市场的。这样的后备计划会让你更好地为生活中的冲击做好准备。

如果你是 35 岁到 60 岁

关于你的健康

习惯：在探索如何对你的健康和财富做出有意义的改变的过程中，你可以（是的，可以）丢掉坏习惯，养成好习惯。这其实就是创造一种潜在的生活节奏，它是你养成好习惯、做出决定、建立健康和富有的生活方式的基础。

关于你的钱

投资：尽可能使用延税投资账户来提高你的回报率。投资于延税投资账户中的钱增长得更快，因为赚到的钱，在几年后取出来之前是不用纳税的。而且，不用向美国国税局纳税是一件好事，因为让钱为你工作总比让它被特区政府挥霍要好。此外，大约一半的雇主会把你的退休储蓄与延税计划相匹配。同样，"不要把所有的鸡蛋放在一个篮子里"这句谚语也适用于投资，即使这是一个非常好的篮子。很多时候，人们会爱上一家受欢迎的公司（通常是他们工作的公司），然后把大部分的钱都投入该公司的股票中。但再好的公司最终都会陷入困境，很多公司的陷落都是快速而有戏剧性的。无负荷、低费用的多元化指数基金为长期回报提供了保证，而且这一回报会略高于一般水平。随着时间的推移你会得到相当不错的收益。一些广义上的股票、指数基金，一些房地产指数，一些债券指数，也许还有你的房产，也许还有一些黄金，会让你的投资组合多元化。研究表明，无负荷、低费用的指数基金（以及交易所交易基金）能为投资者提供最好的长期回报。

教育：对孩子和他们的能力要现实一点儿。他们是上大学的料还是考不上大学的料？如果他们考上了大学，你会花钱让他们接受教育，还是花钱让他们去喝酒、度假？你的孩子是否完成了所有的课程，为他们进入现实世界做好了准备？如果他们不是这块料，那就不要再资助他们上大学了，为自己的退休存钱。

如果你是 60 岁到 80 岁以上
关于你的健康

饮食：以植物为基础的饮食（三文鱼除外），只在有太阳的时候（白天）吃东西。在太阳没有升起时不吃东西可能会引发生酮症，然后再重新进食，有相当多的动物和人类证据证实，这种交替可以帮助人体进行几次基因开关的切换——首先进入生存模式，此时你的衰老细胞将被捕获，然后进入生长模式，用年轻细胞重新填充身体。这种饮食方式本身就能让你年轻 13 岁以上。要避免 5 种食物"大忌"：反式脂肪、饱和脂肪（它们含有改变你体内微生物组的蛋白质）、单糖、添加糖浆和缺乏营养的碳水化合物（它们使你的血糖升高得太快，但在不久的将来你就可以时刻监控血糖，并将其安全控制在 99mg/dL 以下）。

游戏：推理或记忆游戏只能帮助你增强推理或记忆的能力。在 3 项针对 70 岁以上人群的随机对照研究中，能预防痴呆的游戏都是需要快速处理信息的游戏。在 10 年的时间里，只要练习累计达 18 个小时，痴呆的发病率和患病率就会降低 25% 以上，大脑关键区域的神经递质的产生和释放也会增加。

关于你的钱

工作：如果你喜欢工作，为什么要辞职呢？如果你想少干点儿活，有没有一种方法既能减少工作量，又能继续挣钱呢？这份收入可以帮你减轻财务压力，你可以为更长的预期寿命继续存钱。它还能让你在活动和技术方面与当今世界保持联系。此外，它还提供了一个社交框架。评估一下，如果你现在退休，靠自己的资源生活，而不消耗你的储蓄，那么你的收入会是多少。什么样的消费模式是你可以接受的？现实点儿吧，你已经长大了，不要再相信童话仙子了。如果你负担不起你想要的消费模式，你要么继续工作和储蓄，要么重新调整你的消费模式以适应现实。或者更好的是，两者都做！

志愿服务：你可以用你的时间、知识和金钱为社会公益做贡献。想想狄更斯的《圣诞颂歌》中转型后的史克鲁吉吧。投身于比我们自身更美好、更伟大的事物，这会改变你的生活。它还能让你接触到其他年龄段的人，并在"你的团体"中某些成员消失后让你及时找到替补。

遗产：你需要立一份遗嘱，清楚地描述你的资源配置。你需要处理并定期重新审视这些难题。捐给慈善机构的钱和捐给所爱之人的钱分别有多少？哪个慈善机构？亲人之间的分配是否平等？你的孩子（亲生的或非亲生的）、孙子和曾孙会分到多少？给那些生活富裕的亲人多少，给那些品行不佳的人多少？我们建议你每两年找个律师，花一个小时左右重新审视一下自己的遗嘱，随着生活和优先事项的变化，修改你的遗嘱。

后记

关于新冠肺炎疫情的说明

当新冠肺炎疫情在 2020 年在全世界肆虐时，我们刚刚完成了本书的初稿。这意味着我们花了一年多的时间来研究、讨论、制定策略，思考健康、免疫和医学进步，哪些关于长寿的医学进展可能会进一步普及，以及"长寿将带来最大的颠覆"这句话意味着什么。

这场疫情迫使我们对一直在关注的两个世界——医疗和金融——提出疑问。在我们的健康方面，未来会发生什么？在我们的财务安全方面，未来会发生什么？

疫情给我们的社会造成了巨大损失，包括生命损失、金钱损失，也影响了我们对生命和死亡的看法。它还让我们关注到科学和医学如何调整和寻找解决问题的方法，这些问题我们可能没有预料到会出现，但确实是我们面临的新现实。

是的，世界改变了，但有些东西没有改变，这就是本书的主题，你仍然对自己的健康拥有很大的控制权。在所有因新冠病毒而死亡的病例中，超过 70% 的病例存在糖尿病、肥胖、高血压、癌症、心血管疾病或其他免疫缺陷，或者这些患者的年龄超过了 70 岁。[1] 这些因素（除了你的日历年龄）在很大程度上可以通过改变生活方式来控制。这并不能减少损失，但它确实揭示了一些重要的东西：你甚至可以控制那些你以为不可控的事情。

正如你所看到的，你可以尽可能地利用所有这些正在发生的医疗进步来活得更健康。但新冠病毒也迫使我们考虑另一个方面：在日常生活中，甚至在医学进步能够完美达到你所需要的程度之前，你可以通过尽可能地让你的身体变强壮来保护自己免受潜在的危险因素的威胁。

我们知道，新冠肺炎疫情在某种程度上改变了你的生活——无论是失去亲人还是失去工作，抑或不得不调整你工作和与人互动的方式。

无论你从疫情中吸取了什么教训和经验，我们都希望你能收获一个关键的信息，并且可以在面对黄金年龄重启时用到它：我们生活在一个充满活力的世界——一个你将有新机会，并需要对你的医疗未来做出新决定的世界。你的适应能力以及在这个过程中照顾自己的能力，将决定你能活多久、活得多健康、年轻多久。

2050 年的世界：14 个半严肃预测

1.	你将能够使用自己的干细胞和 3D 打印技术替换身体部位（除了你的大脑）。
2.	许多（也许是大多数）癌症将能够被治愈（不是患者能存活下来，而是癌症被治愈了）。
3.	我们经常会看到有人活到 150 岁。
4.	平均退休年龄为 75 岁或以上。
5.	扬尼斯·阿德托昆博仍将和他的儿子一起在 NBA（美国职业篮球联赛）打球。也许他的孙子也会渴望去 NBA 打球。
6.	当你照镜子时，它会显示你的生命体征，并识别任何可疑的皮肤痕迹，然后将数据报告给你的主要医疗服务门户，这些数据将立即被你的健康团队审查。
7.	作为年度体检的一部分，你不仅要验血，如果需要的话，你还需每年进行一次脂肪替换手术——用褐色脂肪替换白色脂肪。
8.	最高法院将审议国会通过的关于通过科学和机械手段将儿童带到世上的医学进步的法律是否符合宪法。
9.	头条新闻将充斥着这样的说法：富裕而健康的婴儿潮一代厌倦了抚养他们的千禧一代的孩子，这些孩子现在已经 70 多岁了，还在要求父母为他们支付通信（电话）费用。
10.	住房将更加公共化：大型建筑将有私人卧室和浴室，还有公共生活空间。
11.	眼球将具有夜视和长焦设置功能。
12.	我们会对年老感到兴奋（而不是害怕），因为在这条路上我们会更加健康。
13.	通过细胞和基因操作，我们将能够创造出完全符合我们要求的新生儿。
14.	会有抗衰老的墨西哥玉米卷！

致谢

我们要感谢"国家地理"不可思议的团队，感谢他们所有的工作、付出和热情，把我们的设想变成了准确而引人注目的现实。希拉里·布莱克和劳伦·珀塞尔坚持并出色地指导了本书的写作和组织工作，使本书更好地将我们希望与读者分享的东西展现出来。如果没有他们的奉献，你就不会看到这本书，我们相信它会成为你了解长寿及长寿对你和家人影响的首选资源。项目经理莫瑞亚·佩蒂让我们准时完成了工作——这一时间表受到了新冠肺炎疫情的巨大影响。此外，我们深深地感谢丽莎·托马斯、梅丽莎·法里斯、妮可·米勒·罗伯茨、朱迪思·克莱因、金·刘易斯、达宁·古德温、安·戴和玛丽莎·拉尔森。

来自迈克尔·罗伊森

我的目标是帮助人们活得更久、更健康，而写书永远是我的次要目标，这一目标只有在文学经理人、超级编辑和思想领袖坎迪斯·福尔曼的帮助下才能实现。非常感谢你，坎迪斯！我也非常感谢上面列出的整个参与这个项目的"国家地理"的团队。特别感谢希拉里·布莱克，是她容忍了我对封面和每段话的疯狂挑剔。她不仅是一位异常出色的编辑，还督导了整个项目，并向我们提出挑战，让我们尽最大努力做到最好。她的领导使这本书的出版成为可能。非常感谢"国家地理"的前编辑部主任苏珊·戈德堡对本书及其传达的信息的大力支持。

当然，如果没有我的家人，尤其是我的贤妻，南希医生的支持、鼓励和精辟的评论，这一切都是不可能的。家庭药剂师简和家庭儿科内分泌学家杰夫也给予了我很大的鼓励。我妻子已故的101岁的母亲玛丽恩证明了老年也可以是一个富有活力的时期，她影响了这本书，就像我的姐姐玛莎和姐夫理查德·洛瑞一样，作为批判性的读者，他们也影响了本书的创作。这样的亲属还包括卡泽斯、乌尔巴诺夫斯基和坎波尼科。我还要感谢穆罕默德、丽莎·奥兹和他们的家人，包括达芙妮、约翰·莫尔丁、扎克·瓦瑟曼，以及其他对书中的概念提出鼓励和批评的人。

如果没有与合著者阿尔伯特·拉特纳在每周打乒乓球时

进行的长谈（以及他的妻子奥黛丽的频繁加入），就不可能有这本书。我希望最终的作品能恰如其分地体现他的幽默和才华。合著者彼得·林内曼清晰简洁的经济分析也极大地激励了我。

我们所有人都受到了黄金年龄重启公司咨询委员会成员们的鼓舞。感谢帕特·考克司博士、尼古拉·芬利博士、路易斯·马林诺博士、拉里·梅博士、哈利·奥肯博士、朱利安·拜莱斯博士、尼克·詹尼斯博士、罗伯特·考尔顿博士以及乌沙·萨迪仕博士。克利夫兰医学中心的同事、临床医生、科学家、专家以及健康研究所的同事让我进一步认识到"长寿是下一波颠覆浪潮"。医学博士穆拉登·格鲁比奇，一直坚持科学的严谨性，值得我为他鼓掌。我也要感谢长寿方面的外部专家，尤其是沙依·埃夫拉蒂博士、彼得·阿迪雅博士、彼得·戴曼迪斯博士和大卫·辛克莱博士。没有帮助创建黄金年龄重启公司、应用程序、网站、播客等的团队，我们不可能走到今天。感谢拉斐尔·赛德诺、克洛伊·布里吉斯、约翰·戴、兰德尔·梅耶夫、克雷格·科格特和董事会主席大卫·艾布拉姆森。

同样重要的是，我有幸与许多打破传统模式的护理人员合作，他们正在使克利夫兰医学中心成为最好的工作场所，也是最好的接受护理的场所——特别是如果你把健康既看作一种文化，也看作一种长期积累形成的结果的话。我们的CEO（首席执行官）认为，如果我们的医疗机构仅仅关注疾病治疗与护理，那么我们不能成为一个伟大的机构。CEO 托比·科斯格罗夫观察到了这一点，新的 CEO 汤姆·米哈尔耶维奇博士甚至更加坚定地表示，虽然克利夫兰医学中心已经被称为治疗疾病的最佳医学中心之一，但保持健康依然是我们为每一位员工和我们接触到的每一个人所做的事情的重要组成部分。

健康运营总监珀西·普提那、首席教练艾米·甘农和首席营养学家克丽丝丁·科特帕克里克尤其重要。我要感谢他们所有人的科学性贡献和建设性批评，也感谢他们为我花时间、鼓励我完成这项工作。在过去的几年里，我很幸运能与这个才华横溢、富有创造力的团队一起工作，包括马丁·哈里斯博士、布里吉特·达菲博士、迈克·奥唐奈博士、丹尼斯·肯尼、里奇·朗博士、劳尔·塞巴洛斯博士、史蒂文·费恩莱布博士、芭芭拉·梅辛格－拉波特博士，罗克珊·苏库尔博士和里奇·卡塔布克博士。我还要感谢迈克·凯瑟尔、米拉·伊利克、凯伦·泰伯、吉米·杨博士以及"峡谷牧场"护肤品的专家，包括里奇·卡莫娜博士等。感谢教师罗莎林德·斯特里克兰德、鼓舞人心的牧师奥蒂斯·莫斯等等。

从科学角度为本书做出贡献的人的名单也很长。特别感谢基思·罗奇和已故的安妮塔·史里夫，以及许多帮助本书不同部分进行内容校正的老年学家和内科医生。我还想感谢"真实年龄"团队中的其他人，他们检查和确认了本书的内容，并为本书贡献了他们的专业知识。

我的行政助理杰姬·弗雷使这项工作成为可能，格丽思·泰格米尔修订了参考文献。《美国新闻与世界报道》连续 27 年将克利夫兰医学中心列为心脏护理领域的第一并非偶然。我之前的同事安妮 – 玛丽·普林斯值得特别感谢，黛安·里弗兰德也是如此——她在我开始写书的时候告诉我，不要担心冒犯你的医学同事。她说，只要科学是可靠的，他们就会明白，我们是在试图激励读者，让读者明白他们可以控制自己的基因。

当然，泰德·斯派克让写作变得更加准确和有趣。我无法用言语来形容泰德有多棒。

我希望并相信这本书能帮助读者活得更年轻、更长寿。更多的人可以在我们的医疗系统中避免长期面对疾病，这将是给医生的最好的回报。

来自彼得·林内曼

参与编写本书是一次有启发性的学习经历。我要感谢露西尔·G. 福特博士，是她给我灌输了不断学习和成长的快乐，这个过程我在 52 年前就已经开启了。在她即将迎来 101 岁生日之际，她也成了有成果地老去的化身。我还要感谢我的老朋友和合著者阿尔伯特·拉特纳，是他鼓励半信半疑的我加入他和迈克尔的这次冒险。感谢我的合著者迈克尔不断地回答我无尽的问题。

来自阿尔伯特·拉特纳

敬奥黛丽，我的妻子，以及克利夫兰医学中心，他们都激发了我想要让他人更加健康长寿的想法。我也要感谢迈克尔、彼得和泰德，让我的经验能够融入他们的技能和才华中。

注释

引言

1. Singapore University of Technology and Design, "Print Me an Organ: Why Are We Not There Yet?" *ScienceDaily* (2019). www.sciencedaily.com/releases/2019/12/191211082709.htm.

2. Adam Hoffman, "Tiny Robots Can Clear Clogged Arteries," *Smithsonian Magazine* (2015), https://www.smithsonianmag.com/innovation/tiny-robots-can-clear-clogged-arteries -180955774/.

3. Mingtao Zhang, Emily A. Eshraghian, Omar Al Jammal et al., "CRISPR Technology: The Engine That Drives Cancer Therapy," *Biomedicine & Pharmacotherapy* 133 (2021), doi: 10.1016 /j.biopha.2020.111007.

4. Sarah K. Madden, Aline Dantas de Araujo, Mara Gerhardt et al., "Taking the Myc Out of Cancer: Toward Therapeutic Strategies to Directly Inhibit c-Myc," *Molecular Cancer* 20, article no. 3 (2021), doi:10.1186/s12943-020-01291-6.

5. David A. Sinclair and Matthew D. LaPlante, *Lifespan: Why We Age—and Why We Don't Have To* (New York: Thorsons, 2019).

6. Michael F. Roizen, *RealAge: Are You as Young as You Can Be?* (New York: Harper Collins, 1999).

7. Yasuyosh Ouchi, Hiromi Rakugi, Hidenori Arai et al., on behalf of the Joint Committee of Japan Gerontolgical Society and Japan Geriatrics Society on the Definition and Classification of the Elderly, "Redefining the Elderly as Aged 75 Years and Older: Proposal From the Joint Committee of Japan Gerontological Society and the Japan Geriatrics Society." *Geriatrics Gerontology International* 17, no. 7 (2017), doi:10.1111/ggi.13118.

8. William C. Hittinger, "Metal-Oxide-Semiconductor Technology," *Scientific American* 229, no. 2 (1973): 48–59, doi:10.1038/scientificamerican0873-48.

9. Michael F. Roizen and Mehmet C. Oz. *YOU: Losing Weight: The Owner's Manual to Simple and Healthy Weight Lo*ss (New York: Free Press, 2011).

10. Dana Goldman. "The Economic Promise of Delayed Aging," *Cold Spring Harbor Perspectives in Medicine* 6, no. 2 (2016): a025072, doi:10.1101/cshperspect.a025072.

11. CDC/NCHS, "Life Expectancy at Birth, at 65 Years of Age, and at 75 Years of Age, by Race and Sex: United States," *Vital Statistics Rates in the United States* (2010), https://www.cdc.gov/nchs/data/hus/2010/022.pdf.

第一部分

1. "Life Expectancy in Industrial and Developing Countries in 2020." *Statista Research Department*, (Nov. 27, 2020). https://www.statista.com/statistics/274507/life-expectancy-in -industrial-and-developing-countries/.

2. Theresa Andrasfay and Noreen Goldman, "Reductions in 2020 U.S. Life Expectancy Due to COVID-19 and the Disproportionate Impact on the Black and Latino Populations," medRxiv, (October 2020), doi:10.1101/2020.07.12.20148387.

3. CDC, National Center for Health Statistics, "Life Expectancy in the U.S. Declined a Year and a Half in 2020," July 21, 2021, https://www.cdc.gov/nchs/pressroom/nchs_press_releases /2021/202107.htm.

4. Ibid.

第一章

1. U.S. Census Bureau, "United States Population Projections: 2000 to 2050" (2018), https://www .census.gov/library/working-papers/2009/demo/us-pop-proj-2000-2050.html.

2. Elizabeth Arias and Jiquan Xu, "United States Life Tables," *National Vital Statistics Reports* 68, no. 7 (June 2019), https://www.cdc.gov/nchs/data/nvsr/nvsr68/nvsr68_07 -508.pdf.

3. Max Roser, Esteban Ortiz-Ospina, and Hannah Ritchie, "Life Expectancy." *Our World in Data,* 2019, https://ourworldindata.org/life-expectancy.

4. Steven Woolf and Heidi Schoomaker, "Life Expectancy and Mortality Rates in the United States, 1959–2017," *JAMA* 322, no. 20 (2019): 1996–2016, doi:10.1001/jama.2019.16932.

5. Stein Emil Vollset, Emily Goren, Chun-Wei Yuan et al., "Fertility, Mortality, Migration, and Population Scenarios for 195 Countries and Territories From 2017 to 2100: A Forecasting Analysis for the Global Burden of Disease Study," *The Lancet* 396, no. 10258 (2020): 1285–1306, doi:10.1016/S0140-6736(20)30677-2.

6. Jeffrey S. Passel and D'Vera Cohn, "U.S. Population Projections: 2005–2050," Pew Research Center, 2008, https://www.pewresearch.org/hispanic/2008/02/11/us-population -projections-2005-2050.

7. Christopher Ingraham, "Look at How Much Weight You're Going to Gain," *Washington Post,* January 29, 2016, https://www.washingtonpost.com/news/wonk/wp/2016/01/29/ the-age-when-you-gain-the-most-weight.

8. T. J. Sheehan, S. DuBrava, L. M. DeChello et al., "Rates of Weight Change for Black and White Americans Over a Twenty Year Period," *International Journal of Obesity* 27 no. 4 (2003): 498–504, doi:10.1038/sj.ijo.0802263.

9. JAMA Network Journals, "Weight Gain From Early to Middle Adulthood Linked to Increased Risk of Major Chronic Diseases, Death," *Eureka Alert,* July 18, 2017.

10. Nicholas S. Hendren, James A. de Lemos, Colby Ayers et al., "Association of Body Mass Index and Age With Morbidity and Mortality in Patients Hospitalized With COVID-19: Results From the American Heart Association COVID-19 Cardiovascular Disease Registry," *Circulation* 143 (2021): 135–144, doi:10.1161/CIRCULATIONAHA.120.051936.

11. Andrew J. Scott, Martin Ellison, and David A. Sinclair, "The Economic Value of Targeting Aging," *Nature Aging* 1 (2021): 616–623, doi: 10.1038/s43587-021-00080-0.

12. See *RealAge* and *YOU* books for a longer discussion of the importance of social connections to aging.

13. Gill Livingston, Andrew Sommerlad, Vasiliki Orgeta et al., "Dementia Prevention, Intervention, and Care," *The Lancet* 390, no. 10113 (2017): 2673–2734, doi:10.1016/S0140-6736(17)31363-6.

14. Harry Owen Taylor, Robert Joseph Taylor, Ann W. Nguyen et al., "Social Isolation, Depression,

and Psychological Distress Among Older Adults," *Journal of Aging and Health* 30, no. 2 (2018): 229–246, doi:10.1177/0898264316673511.

15. Isobel E. M. Evans, David J. Llewellyn, Fiona E. Matthews et al., "Social Isolation, Cognitive Reserve, and Cognition in Healthy Older People," *PLoS ONE* 13, no. 8 (2018): 1–14, doi:10.1371/journal.pone.0201008.

第二章

1. "System/360 Dates and Characteristics," IBM, https://www.ibm.com/ibm/history/exhibits/mainframe/mainframe_FS360.html; "Mainframe Computers," Computer History Museum, https://www.computerhistory.org/revolution/mainframe-computers/7/161–1965.

2. United Nations, Department of Economics and Social Affairs, *World Social Report 2020: Inequality in a Rapidly Changing World* (New York: United Nations, 2020).

第二部分

1. Kirsten J. Colello and Angela Napili, "Older Americans Act: Overview and Funding," *Congressional Research Service* (April 22, 2021), https://crsreports.congress.gov/product/pdf/R/R43414.

2. "Too Many Patents," *Patent Progress* (2014). https://www.patentprogress.org/systemic-problems/too-many-patents.

3. Patrick Cox, *The Methuselah Effect—How the Trend Toward Longevity Is Accelerating—and Soon Will Turn Your World Upside Down* (Dallas: Mauldin Economics, 2016).

第三章

1. Cleveland Clinic, "Heart Failure: Understanding Heart Failure," https://my.clevelandclinic.org/health/diseases/17069-heart-failure-understanding-heart-failure/management-and-treatment.

2. "Osaka University Transplants iPS Cell-Based Heart Cells in World's First Clinical Trial," *Japan Times,* January 28, 2020, https://www.japantimes.co.jp/news/2020/01/28/national/science-health/osaka-university-transplants-ips-cell-based-heart-cells-worlds-first-clinical-trial.

3. Satoshi Kainuma, Shigeru Miyagawa, Koichi Toda et al., "Long-Term Outcomes of Autologous Skeletal Myoblast Cell-Sheet Transplantation for End-Stage Ischemic Cardiomyopathy," *Molecular Therapy* 29, no. 4 (April 2021), doi: 10.1016/j.ymthe.2021.01.004.

4. "Neurons at the Laboratory Can Be Integrated Into Human Brain Tissue," Universitat de Barcelona, August 27, 2020, https://www.ub.edu/web/ub/en/menu_eines/noticies/2020/08/004.html.

5. Beatriz Suárez-Álvarez, Ramón M. Rodriguez, Vincenzo Calvanese et al., "Epigenetic Mechanisms Regulate MHC and Antigen Processing Molecules in Human Embryonic and Induced Pluripotent Stem Cells," *PLoS ONE* 5, no. 4 (2010): e10192. doi.org/10.1371/journal.pone.0010192.

6. Ratnesh Singh, Oscar Cuzzani, François Binette et al., "Pluripotent Stem Cells for Retinal Tissue Engineering: Current Status and Future Prospects," *Stem Cell Reviews and Reports* 14, no. 4 (2018): 463–483, doi:10.1007/s12015-018-9802-4.

7. Federico Quaini, Konrad Urbanek, Antonio P. Beltrami et al., "Chimerism of the Transplanted Heart," *New England Journal of Medicine* 346, no. 1 (2002): 5–15.

8. Jerry W. Shay and Woodring E. Wright, "Hayflick, His Limit, and Cellular Ageing," *Nature Reviews Molecular Cell Biology* 1 (2000): 72–76, doi:10.1038/35036093.

9. Joy Q. He, Eric S. Sussman, and Gary K. Steinberg, "Revisiting Stem Cell-Based Clinical Trials for Ischemic Stroke," *Frontiers in Aging Neuroscience* 12 (December 14, 2020): 575990, doi:10.3389/fnagi.2020.575990.

10. Yafit Hachmo, Amir Hadanny, Ramzia Abu Hamed et al., "Hyperbaric Oxygen Therapy Increases Telomere Length and Decreases Immunosenescence in Isolated Blood Cells: A Prospective Trial," *Aging* 12, no. 22 (2020): 22445–22456, doi:10.18632/aging.202188.

11. Charles A. Goldthwaite, Jr., "The Promise of Induced Pluripotent Stem Cells (iPSCs)," in *Regenerative Medicine* (Bethesda, Md: National Institutes of Health, 2006).

12. Changhan Lee and Valter Longo, "Dietary Restriction With and Without Caloric Restriction for Healthy Aging," *F1000Research* 5 (January 29, 2016): 117, doi:10.12688/f1000research.7136.1.

13. Rafael de Cabo and Mark P. Mattson, "Effects of Intermittent Fasting on Health, Aging, and Disease," *New England Journal of Medicine* 381 (2019): 2541–2551.

14. Hyung Wook Park, "Longevity, Aging, and Caloric Restriction: Clive Maine McCay and the Construction of a Multidisciplinary Research Program," *Natural Sciences* 40, no. 1 (Winter 2010): 79–124, doi:10.1525/hsns.2010.40.1.79.

15. Wen-Chung Tsai, Tung-Yang Yu, Gwo-Jyh Chang et al., "Platelet-Rich Plasma Releasate Promotes Regeneration and Decreases Inflammation and Apoptosis of Injured Skeletal Muscle," *American Journal of Sports Medicine* 46, no. 8 (2018): 198–1986, doi:10.1177/0363546518771076.

16. Karthik Arumugam, William Shin, Valentina Schiavone et al., "The Master Regulator Protein BAZ2B Can Reprogram Human Hematopoietic Lineage-Committed Progenitors Into a Multipotent State," *Cell Reports* 33, no. 10 (December 8, 2020): 108474, doi:10.1016/j.celrep.2020.10847.

第四章

1. Tamara Tchkonia, Yi Zhu, Jan van Deursen et al., "Cellular Senescence and the Senescent Secretory Phenotype: Therapeutic Opportunities," *Journal of Clinical Investigation* 123, no. 3 (2013): 966–972, doi:10.1172/JCI64098. See also: Susan Buckles, "Turning the Clock Back on Aging," Mayo Clinic Center for Regenerative Medicine, September 17, 2020, https://regenerativemedicineblog.mayoclinic.org/2020/09/17/turning-the-clock-back-on-aging/.

2. UNITY Biotechnology, "UNITY Biotechnology Announces 12-Week Data From UBX0101 Phase 2 Clinical Study in Patients With Painful Osteoarthritis of the Knee," *GlobeNewswire*, August 17, 2020.

3. Saul A. Villeda, Kristopher E. Plambeck, Jinte Middeldorp et al., "Young Blood Reverses Age-Related Impairments in Cognitive Function and Synaptic Plasticity in Mice," *Nature Medicine* 20 (2014): 659–663, doi: 10.1038/nm.3569.

4. Judith Campisi, Pankaj Kapahi, Gordon J. Lithgow et al., "From Discoveries in Ageing Research to Therapeutics for Healthy Ageing," *Nature* 571, no. 7764 (2019): 183–192.

5. Steve Horvath, Kavita Singh, Ken Raj et al., "Reversing Age: Dual Species Measurement of Epigenetic Age With a Single Clock," *bioRxiv* (2020), doi:10.1101/2020.05.07.082917.

6. Keng Siang Lee, Shuxiao Lin, David A. Copland et al., "Cellular Senescence in the Aging Retina and Developments of Senotherapies for Age-Related Macular Degeneration," *Journal of Neuroinflammation* 18, no. 32 (2021), doi:10.1186/s12974-021-02088-0.

7. Louisa Chou, Tom A. Ranger, Waruna Peiris et al., "Patients' Perceived Needs for Medical Services for Non-Specific Low Back Pain: A Systematic Scoping Review," *PLoS One* 13, no. 11 (2018), doi:10.1371/journal.pone.0204885.

8. Brian Gehlbach and Eugene Geppert, "The Pulmonary Manifestations of Left Heart Failure," *Chest* 125 (2004): 669–682.

9. J. L. Kirkland and T. Tchkonia, "Senolytic Drugs: From Discovery to Translation," *Journal of Internal Medicine* 288, no. 5 (November 2020): 518–536, doi:10.1111/joim.13141.

10. Anna Walaszczyk, Emily Dookun, Rachael Redgrave et al., "Pharmacological Clearance of Senescent Cells Improves Survival and Recovery in Aged Mice Following Acute Myocardial Infarction," *Aging Cell* 18, no. 3 (2019): e12945.

11. Sarbari Saha, Debasna P. Panigrahi, Shankargouda Patil et al., "Autophagy in Health and Disease: A Comprehensive Review," *Biomedicine & Pharmacotherapy* 104 (2018): 485–495.

12. Mohammad Bagherniya, Alexandra E. Butler, George E. Barreto et al., "The Effect of Fasting or Calorie Restriction on Autophagy Induction: A Review of the Literature," *Ageing Research Reviews* 47 (2018): 183–197, doi:10.1016/j.arr.2018.08.004.

13. Laura Poillet-Perez and Eileen White, "Role of Tumor and Host Autophagy in Cancer Metabolism," *Genes & Development* 33 (2019): 610–619, doi:10.1101/gad.325514.119.

14. Laura Poillet-Perez, Xiaoqi Xie, Le Zhan et al., "Autophagy Maintains Tumour Growth Through Circulating Arginine," *Nature* 563 (2018): 569–573, doi:10.1038/s41586-018-0697-7.

15. David A. Sinclair and Matthew D. LaPlante, *Lifespan: Why We Age—and Why We Don't Have To* (New York: Thorsons, 2019).

16. Melod Mehdipour, Colin Skinner, Nathan Wong et al., "Rejuvenation of Three Germ Layers Tissues by Exchanging Old Blood Plasma With Saline-Albumin," *Aging* 12, no. 10 (2020): 8790–8819, doi:10.18632/aging.103418.

第五章

1. Zhongqiu Xie, Pawel Ł. Janczyk, Yingg Zhang et al., "A Cytoskeleton Regulator AVIL Drives Tumorigenesis in Glioblastoma," *Nature Communications* 11, article no. 3457 (2020), doi:10.1038/s41467-020-17279-1.

2. The American Association for Cancer Research Human Epigenome Task Force and European Union, Network of Excellence, Scientific Advisory Board, "Moving AHEAD With an International Human Epigenome Project," *Nature* 454 (2008): 711–715, doi:10.1038/454711a.

3. Elissa S. Epel, Elizabeth H. Blackburn, Jue Lin et al., "Accelerated Telomere Shortening in Response to Life Stress," *Proceedings of the National Academy of Sciences* 101, no. 49 (December 2004): 17312–17315, doi:10.1073/pnas.0407162101.

4. Dean Ornish, Mark Jesus M. Magbanua, Gerdi Weidner et al., "Changes in Prostate Gene Expression in Men Undergoing an Intensive Nutrition and Lifestyle Intervention." *Proceedings of the National Academy of Sciences* 105, no. 24 (June 2008): 8369–8374, doi:10.1073/pnas.0803080105.

5. Francisco Martínez-Jiménez, Ferran Muiños, Inés Sentís et al., "A Compendium of Mutational Cancer Driver Genes," *Nature Reviews Cancer* 20 (2020): 555–572, doi:10.1038/s41568-020-0290-x.

6. Apresio K. Fajrial, Qing Qing He, Nurul I. Wirusanti et al., "A Review of Emerging Physical Transfection Methods for CRISPR/Cas9-Mediated Gene Editing," *Theranostics* 10, no. 12 (2020): 5532–5549.

7. Shao-Shuai Wu, Qing-Cui Li, Chang-Qing Yin et al., "Advances in CRISPR/Cas-based Gene Therapy in Human Genetic Diseases," *Theranostics* 10, no. 10 (2020): 4374–4382, doi:10.7150/thno.43360.

8. Vera Lucia Raposo, "The First Chinese Edited Babies: A Leap of Faith in Science," *JBRA Assisted Reproduction* 23, no. 3 (2019): 197–199, doi:10.5935/1518-0557.20190042.

9. Haydar Frangoul, David Altshuler, M. Domenica Cappellini et al., "CRISPR-Cas9 Gene Editing for Sickle Cell Disease and β-Thalassemia," *New England Journal of Medicine* 384 (2021): 252–260, doi:10.1056/NEJMoa2031054.

10. Eliot Marshall, "Gene Therapy Death Prompts Review of Adenovirus Vector," *Science* 286, no. 5448 (December 17, 1999): 2244–2245.

11. Alejandro Ocampo, Pradeep Reddy, Paloma Martinez-Redondo et al., "In Vivo Amelioration of Age-Associated Hallmarks by Partial Reprogramming," *Cell* 167, no. 7 (December 15, 2016): 1719–1733.E12, doi:10.1016/j.cell.2016.11.052.

12. Antonio Regalado, "A Stealthy Harvard Startup Wants to Reverse Aging in Dogs, and Humans Could Be Next," *MIT Technology Review,* May 9, 2018.

13. Shinya Yamanaka, "Induced Pluripotent Stem Cells: Past, Present, and Future," *Cell Stem Cell* 10, no. 6 (June 14, 2012): 678–684.

14. Jeremy Michael Van Raamsdonk, and Siegfried Hekimi, "FUdR Causes a Twofold Increase in the Lifespan of the Mitochondrial Mutant gas-1," *Mechanisms of Ageing and Development* 132, no. 10 (2011): 519–521.

15. George M. Martin, Steven N. Austad, and Thomas E. Johnson, "Genetic Analysis of Ageing: Role of Oxidative Damage and Environmental Stresses," *Nature Genetics* 13, no. 1 (May 1996): 25–34.

16. Jianfeng Lan, Jarod A. Rollins, Xiao Zang et al., "Translational Regulation of Non-autonomous Mitochondrial Stress Response Promotes Longevity," *Cell Reports* 28, no. 4 (2019): 1050–1062.e6, doi: 10.1016/j.celrep.2019.06.078.

17. Yuancheng Lu, Benedikt Brommer, Xiao Tian et al., "Reprogramming to Recover Youthful Epigenetic Information and Restore Vision," *Nature* 588 (2020): 124–129, doi:10.1038/s41586-020-2975-4.

18. Giacomo Cavalli and Edith Heard, "Advances in Epigenetics Link Genetics to the Environment and Disease," *Nature* 571 (2019): 489–499, doi:10.1038/s41586-019-1411-0.

19. Mohamed M. Ali, Dina Naquiallah, Maryam Qureshi et al., "DNA Methylation Profile of Genes Involved in Inflammation and Autoimmunity Correlates With Vascular Function in Morbidly Obese Adults," *Epigenetics* (2021), doi:10.1080/15592294.2021.1876285.

20. David A. Sinclair and Matthew D. LaPlante, *Lifespan: Why We Age—and Why We Don't Have To* (New York: Thorsons, 2019).

21. RMIT University, "Metal-Organic Frameworks Successfully Deliver CRISPR/Cas9 Into Human Cancer Cells," *Technology Networks,* November 23, 2020.

22. Redouane Aherrahrou, Liang Guo, V. Peter Nagraj et al., "Genetic Regulation of Atherosclerosis-Relevant Phenotypes in Human Vascular Smooth Muscle Cells," *Circulation Research* 127 (2020): 1552–1565, doi:10.1161/CIRCRESAHA.120.317415.

第六章

1. K. Esfahani, L. Roudaia, N. Buhlaiga et al., "A Review of Cancer Immunotherapy: From the Past, to the Present, to the Future," *Current Oncology* 27, suppl. 2 (2020) 87–97, doi:10.3747/co.27.5223.

2. Charles N. Serhan and Bruce D. Levy, "Resolvins in Inflammation: Emergence of the Pro-Resolving Superfamily of Mediators," *Journal of Clinical Investigation* 128, no. 7 (2018): 2657–2669, doi:10.1172/JCI97943.

3. Sara Campinoti, Asllan Gjinovci, Roberta Ragazzini et al., "Reconstitution of a Functional Human Thymus by Postnatal Stromal Progenitor Cells and Natural Whole-Organ Scaffolds," *Nature Communications* 11, article no. 6372 (2020), doi:10.1038/s41467-020-20082-7.

4. Jeffrey A. Haspel, Ron Anafi, Marishka K. Brown et al., "Perfect Timing: Circadian Rhythms, Sleep, and Immunity—An NIH Workshop Summary," *JCI Insight* 5, no. 1 (January 16, 2020): e131487, doi:10.1172/jci.insight.131487.

5. Adrian F. Gombart, Adeline Pierre, and Silvia Maggini, "A Review of Micronutrients and the Immune System–Working in Harmony to Reduce the Risk of Infection," *Nutrients* 12, no. 1 (2020): 236, doi:10.3390/nu12010236.

6. Michael F. Roizen and Michael C. Crupain, *What to Eat When: A Strategic Plan to Improve Your Health & Life Through Food* (Washington, D.C.: National Geographic, 2019).

7. James P. Allison, "Immune Checkpoint Blockade in Cancer Therapy: The 2015 Lasker-DeBakey Clinical Medical Research Award," *JAMA* 314, no. 11 (2015): 1113–1114, and personal communication with J. P. Allison.

8. Michael J. Eppihimer, Jason Gunn, Gordon J. et al., "Expression and Regulation of the PD-L1 Immunoinhibitory Molecule on Microvascular Endothelial Cells," *Microcirculation* 9, no. , 133–145, doi: 10.1038/sj/mn/7800123.

9. Philip C. Calder, "Nutrition, Immunity and COVID-19," BMJ *Nutrition, Prevention & Health* 3, no. 1 (2020), doi:10.1136/bmjnph-2020-000085.

10. Hasan Ejaz, Abdullah Alsrhani, Aizza Zafar et al., "COVID-19 and Comorbidities: Deleterious Impact on Infected Patients," *Journal of Infection and Public Health* 13, no. 12 (December 12, 2020): 1833–1839, doi:10.1016/j.jiph.2020.07.014.

11. Robert J. Mason, "Pathogenesis of COVID-19 From a Cell Biology Perspective," *European Respiratory Journal* 55, no. 4 (April 2020): 2000607, doi:10.1183/13993003.00607-2020.

12. Centers for Disease Control and Prevention, "Understanding How Vaccines Work," https://www.cdc.gov/vaccines/hcp/conversations/understanding-vacc-work.html (accessed November 28, 2021).

13. David M. Margolis, Richard A. Koup, and Guido Ferrari, "HIV Antibodies for Treatment of HIV Infection," *Immunological Reviews* 275, no. 1 (2017): 313–323, doi:10.1111/imr.12506.

14. Steve Black, David E. Bloom, David C. Kaslow et al., "Transforming Vaccine Development," *Seminars in Immunology* 50 (August 2020): 101413, doi:10.1016/j.smim.2020.101413.

15. Luca Vangelista and Massimiliano Secchi, "Prepare for the Future: Dissecting the Spike to Seek Broadly Neutralizing Antibodies and Universal Vaccine for Pandemic Coronaviruses," *Frontiers in Molecular Biosciences* 7 (September 1, 2020): 226, doi:10.3389/fmolb.2020.00226.

16. Nir Eyal, Marc Lipsitch, and Peter G. Smith, "Human Challenge Studies to Accelerate Coronavirus Vaccine Licensure," *Journal of Infectious Diseases* 221, no. 11 (June 1, 2020): 1752–1756, doi:10.1093/infdis/jiaa152.

17. Viveksandeep Thoguluva Chandrasekar, Bhanuprasad Vankatesalu, Harsh K. Patel et al., "Systematic Review and Meta-Analysis of Effectiveness of Treatment Options Against SARS-CoV-2 Infection," *Journal of Medical Virology* 93, no. 2 (2021): 775–785. doi:10.1002/jmv.26302.

18. Xueqing Wang and Yuanfang Guan, "COVID-19 Drug Repurposing: A Review of Computational Screening Methods, Clinical Trials, and Protein Interaction Assays," *Medicinal Research Reviews* 41, no. 1 (2021): 5–28, doi:10.1002/med.21728.

19. Juanita Mellet and Michael S. Pepper, "A COVID-19 Vaccine: Big Strides Come With Big Challenges," *Vaccines* 9, no. 1 (2021): 39, doi:10.3390/vaccines9010039.

第七章

1. Denis P. Blondin, Soren Nielsen, Eline N. Kuipers et al., "Human Brown Adipocyte Thermogenesis Is Driven by β2-AR Stimulation," *Cell Metabolism* 32, no. 2 (August 4, 2020): 287–300. E7, doi:10.1016/j.cmet.2020.07.005.

2. Centers for Disease Control and Prevention, "Adult Obesity Facts," https://www.cdc.gov/obesity/data/adult.html (accessed February 16, 2021).

3. Ying-Xin Shi, Xiang-Yu Chen, Hui-Na Qiu et al., "Visceral Fat Area to Appendicular Muscle Mass Ratio as a Predictor for Nonalcoholic Fatty Liver Disease Independent of Obesity," *Scandinavian Journal of Gastroenterology* (2021), doi:10.1080/00365521.2021.1879244.

4. Tobias Becher, Srikanth Palanisamy, Daniel J. Kramer et al., "Brown Adipose Tissue Is Associated With Cardiometabolic Health," *Nature Medicine* 27 (2021): 58–65, doi:10.1038/s41591-020-1126-7.

5. Yanhong Shi, Haruhisa Inoue, Joseph C. Wu et al., "Induced Pluripotent Stem Cell Technology: A Decade of Progress," *Nature Reviews Drug Discovery* 16 (2017): 115–130, doi:10.1038/nrd.2016.245.

6. Michael West, Dana Larocca, and Jieun Lee, "Induced Tissue Regeneration Using Extracellular Vesicles," U.S. Patent App. 16/833285, https://uspto.report/patent/app/20200306296 (accessed February 16, 2021).

7. Alice Rossi, Paola Pizzo, and Riccardo Filadi, "Calcium, Mitochondria and Cell Metabolism: A Functional Triangle in Bioenergetics," *Biochimica et Biophysica Acta (BBA)—Molecular Cell Research* 1866, no. 7 (2019): 1068–1078, doi:10.1016/j.bbamcr.2018.10.016.

8. I. Sánchez-González, A. Jiménez-Escrig, and F. Saura-Calixto, "In Vitro Antioxidant Activity of Coffees Brewed Using Different Procedures (Italian, Espresso and Filter)," *Food Chemistry* 90, nos. 1–2, (2005): 133–139.

9. Jianmei Zhang, Huixiao Wu, Shizhan Ma et al., "Transcription Regulators and Hormones Involved in the Development of Brown Fat and White Fat Browning: Transcriptional and Hormonal Control of Brown/Beige Fat Development," *Physiological Research* 67, no. 3 (2018): 347–362.

10. Michael D. West, Ching-Fang Chang, Dana Larocca et al., "Clonal Derivation of White and Brown Adipocyte Progenitor Cell Lines From Human Pluripotent Stem Cells," *Stem Cell Research & Therapy* 10 (2019): 1–17.

11. Mathieu Panel, Bijan Ghaleh, and Didier Morin, "Mitochondria and Aging: A Role for the Mitochondrial Transition Pore?" *Aging Cell* 17, no. 4 (2018): e12793, doi:10.1111/acel.12793.

12. Xian Xie, Yi Gao, Min Zeng et al., "Nicotinamide Ribose Ameliorates Cognitive Impairment of Aged and Alzheimer's Disease Model Mice," *Metabolic Brain Disease* 34, no. 1 (2019): 353–366.

第八章

1. Alyssa M. Flores, Niloufar Hosseini-Nassab, Kai-Uwe Jarr et al., "Pro-Efferocytic Nanoparticles Are Specifically Taken Up by Lesional Macrophages and Prevent Atherosclerosis," *Nature Nanotechnology* 15 (2020): 154–161, doi:10.1038/s41565-019-0619-3.

2. Catherine Saint Louis, "Doctors Experiment With New Way of Fixing the A.C.L.," *New York Times*, March 23, 2016.

3. Bagrat Grigoryan, Samantha J. Paulsen, Daniel C. Corbett et al., "Multivascular Networks and Functional Intravascular Topologies Within Biocompatible Hydrogels," *Science* 364, no. 6439 (2019): 458–464. doi:10.1126/science.aav9750.

4. Tamra Sami, "Aussie Startup Inventia Could Revolutionize Skin Regeneration With 3D Bioprinting Robot," *BioWorld*, July 31, 2020.

5. Sangsoon Park, Murat Artan, Seung Hyun Han et al., "VRK-1 Extends Life Span by Activation of AMPK Via Phosphorylation," *Science Advances* 6, no. 27 (2020): eaaw7824, doi:10.1126/sciadv.aaw7824.

6. Mark F. Newman, Joseph P. Mathew, Hilary P. Grocott et al., "Central Nervous System Injury Associated With Cardiac Surgery," *The Lancet* 368, no. 9536 (2006): 694–703, doi:10.1016/S0140-6736(06)69254-4.

7. Augusto D'Onofrio and Gino Gerosa, "Shifting a Paradigm of Cardiac Surgery: From Minimally Invasive to Micro-Invasive," *Journal of Heart Valve Disease* 24, no. 5 (September 2015): 528–530.

8. C. C. J. Alcântara, F. C. Landers, S. Kim et al., "Mechanically Interlocked 3D Multi-Material Micromachines," *Nature Communications* 11, no. 5957 (2020), doi:10.1038/s41467-020-19725-6.

9. Abby Roth, "New Global Ultrasound POCUS Is No Hocus," *Yale Medicine* (Summer 2019).

10. Thomas Franck, "Human Lifespan Could Soon Pass 100 Years Thanks to Medical Tech, Says BofA," CNBC.com, May 8, 2019.

第三部分

第九章

1. Harriet Edleson, "Almost Half of Americans Fear Running Out of Money in Retirement," AARP, May 21, 2019.

2. Steven H. Woolf and Heidi Schoomaker, "Life Expectancy and Mortality Rates in the United States, 1959–2017," *JAMA* 322, no. 20 (2019): 1996–2016, doi:10.1001/jama.2019.16932.

3. U.S. Census Bureau, 2017 National Population Projection Tables, Table 1: Projected Population

Size and Births, Deaths, and Migration, https://www.census.gov/data/tables/2017/demo/popproj/2017-summary-tables.html (accessed February 17, 2021).

4. John A. Jagerson and Margaret James, "What Is the Formula for Calculating Net Present Value (NPV)?" Investopedia, January 16, 2021, https://www.investopedia.com/ask/answers/032615/what-formula-calculating-net-present-value-npv.asp (accessed February 17, 2021).

5. Andrew J. Scott, Martin Ellison, and David A. Sinclair, "The Economic Value of Targeting Aging," *Nature Aging* 1 (2021): 616–623, doi: 10.1038/s43587-021-00080-0.

6. U.S. Bureau of Labor Statistics, Monthly Labor Review, "Labor Force Projections to 2022: The Labor Force Participation Rate Continues to Fall," https://www.bls.gov/opub/mlr/2013/article/labor-force-projections-to-2022-the-labor-force-participation-rate-continues-to-fall.htm (accessed February 17, 2021).

7. Melissa A. Z. Knoll, "Behavioral and Psychological Aspects of the Retirement Decision," *Social Security Bulletin* 71, no. 4 (2011), https://www.ssa.gov/policy/docs/ssb/v71n4/v71n4p15.html (accessed February 17, 2021).

8. Centers for Disease Control and Prevention, "Health and Economic Costs of Chronic Diseases," https://www.cdc.gov/chronicdisease/about/costs/index.htm (accessed February 17, 2021).

9. The Week Staff, "The Inheritance Boom," *The Week*, December 7, 2019.

第十章

1. Lilah M. Besser, Merilee A. Teylan, and Peter T. Nelson, "Limbic Predominant Age-Related TDP-43 Encephalopathy (LATE): Clinical and Neuropathological Associations." *Journal of Neuropathology & Experimental Neurology* 79, no. 3 (2020): 305–313, doi:10.1093/jnen/nlz126.

2. Jennaya Christensen, Glenn R. Yamakawa, Sandy R. Shultz et al., "Is the Glymphatic System the Missing Link Between Sleep Impairments and Neurological Disorders? Examining the Implications and Uncertainties," *Progress in Neurobiology* 198 (2020): 101917, doi:10.1016/j.pneurobio.2020.101917.

3. Natalie L. Hauglund, Chiara Pavan, and Maiken Nedergaard, "Cleaning the Sleeping Brain—The Potential Restorative Function of the Glymphatic System," *Current Opinion in Physiology* 15 (2020): 1–6, doi:10.1016/j.cophys.2019.10.020.

4. Nicola L. Francis, Nanxia Zhao, Hannah R. Calvelli et al., "Peptide-Based Scaffolds for the Culture and Transplantation of Human Dopaminergic Neurons." *Tissue Engineering Part A* 26, nos. 3–4 (2020): 193–205, doi:10.1089/ten.tea.2019.0094.

5. Mercè Boada, Oscar L. López, Javier Olazarán et al., "Neurophysiological , Neuropsychiatric, and Quality-of-Life Assessments in Alzheimer's Disease Patients Treated With Plasma Exchange With Albumin Replacement From the Randomized AMBAR Study," *Alzheimer's & Dementia* 17 (2021): 1–11, doi:10.1002/alz.12477.

6. Eva Ausó, Violeta Gómez-Vicente, and Gema Esquiva, "Biomarkers for Alzheimer's Disease Early Diagnosis," *Journal of Personalized Medicine* 10, no. 3 (2020): 114, doi:10.3390/jpm10030114.

7. Jessica Mozersky, Sarah Hartz, Erin Linnenbringer et al., "Communicating 5-Year Risk of

Alzheimer's Disease Dementia: Development and Evaluation of Materials That Incorporate Multiple Genetic and Biomarker Research Results." *Journal of Alzheimer's Disease* 79, no. 2 (2021): 559–572, doi:10.3233/JAD-200993.

8. Aaron Arvey, Michael Rowe, Joseph Barten Legutki et al., "Age-Associated Changes in the Circulating Human Antibody Repertoire Are Upregulated in Autoimmunity," *Immunity & Ageing* 17 (2020), doi:10.1186/s12979-020-00193-x.

9. Rachel Thomas, Weikan Wang, and Dong-Ming Su, "Contributions of Age-Related Thymic Involution to Immunosenescence and Inflammaging," *Immunity & Ageing* 17 (2020), doi:10.1186/s12979-020-0173-8.

10. Jamal S. Rana, Sadiya S. Khan, Donald M. Lloyd-Jones et al., "Changes in Mortality in Top 10 Causes of Death From 2011 to 2018," *Journal of General Internal Medicine* (2020), doi:10.1007/s11606-020-06070-z.

11. Walter Kempner, "Treatment of Heart and Kidney Disease and of Hypertensive and Arteriosclerotic Vascular Disease With the Rice Diet," *Annals of Internal Medicine* 31, no. 5 (1949): 821–856, doi:10.7326/0003-4819-31-5-821.

12. Andrew M. Freeman, Pamela B. Morris, Neal Barnard et al., "Trending Cardiovascular Nutrition Controversies," *Journal of the American College of Cardiology* 69, no. 9 (2017): 1172–1187, doi:10.1016/j.jacc.2016.10.086.

13. Paul K. Whelton and Robert M. Carey, "The 2017 Clinical Practice Guideline for High Blood Pressure," *JAMA* 318, no. 21 (2017): 2073–2074, doi:10.1001/jama.2017.18209.

14. F. M. Sones Jr. and E. K. Shirey, "Cine Coronary Arteriography," *Modern Concepts of Cardiovascular Disease* 31 (1962): 735–738.

15. F. Nijland, O. Kamp, P. M. J. Verhorst et al., "Early Prediction of Improvement in Ejection Fraction After Acute Myocardial Infarction Using Low Dose Dobutamine Echocardiography," *Heart* 88, no. 6 (2002): 592–596, doi:10.1136/heart.88.6.592.

16. Cleveland Clinic, "Why Diastolic Dysfunction Raises Death Risk," https://health.clevelandclinic.org/death-risk-for-diastolic-dysfunction (accessed February 21, 2021).

17. Leonardo Bandeira, E. Michael Lewiecki, and John P. Bilezikian, "Romosozumab for the Treatment of Osteoporosis," *Expert Opinion on Biological Therapy* 17, no. 2 (2017): 255–263, doi:10.1080/1471 2598.2017.1280455.

18. Catherine Saint Louis, "Doctors Experiment With New Way of Fixing the A.C.L.," *New York Times*, March 23, 2016.

19. Yuancheng Lu, Anitha Krishnan, Benedikt Brommer et al., "Reversal of Ageing- and Injury-Induced Vision Loss by Tet-Dependent Epigenetic Reprogramming," *bioRxiv* (2019), doi:10.1101/710210.

20. Jussi J. Paterno, Ali Koskela, Juha M. T. Hyttinen et al., "Autophagy Genes for Wet Age-Related Macular Degeneration in a Finnish Case-Control Study," *Genes* 11, no. 11 (2020): 1318, doi:10.3390/genes11111318.

21. Keng Siang Lee, Shuxiao Lin, David A. Copland et al., "Cellular Senescence in the Aging Retina and Developments of Senotherapies for Age-Related Macular Degeneration," *Journal of Neuroinflammation* 18, article no. 32 (2021), doi:10.1186/s12974-021-02088-0.

22. Arianna Di Stadio, Massimo Ralli, Dalila Roccamatisi et al., "Hearing Loss and Dementia: Radiologic

and Biomolecular Basis of Their Shared Characteristics. A Systematic Review," *Neurological Sciences* 42 (2021): 579–588, doi.org/10.1007/s10072-020-04948-8.

23. Frank R. Lin, Kristine Yaffe, Jin Xia et al., "Hearing Loss and Cognitive Decline in Older Adults," *JAMA Internal Medicine* 173, no. 4 (2013): 293–299, doi:10.1001/jamainternmed.2013.1868.

第四部分
第十一章

1. David E. Newman-Toker, Adam C. Schaffer, C. Winnie Yu-Moe et al., "Serious Misdiagnosis-Related Harms in Malpractice Claims: The 'Big Three'—Vascular Events, Infections, and Cancers," *Diagnosis* 6, no. 3 (2019): 227–240, doi: 10.1515/dx-2019-0019.

2. Michael F. Roizen and Mehmet C. Oz, *YOU: The Smart Patient. An Insider's Handbook for Getting the Best Treatment* (New York: Scribner, 2006).

3. K. W. Jamieson, *A World in Two Minds: Why We Must Change Our Thinking to Change Our Future* (Edinburgh: Shepheard-Walwyn, 2020).

4. Chris Charyk, "The Pros and Cons of Pros-and-Cons Lists," *Harvard Business Review* (January 6, 2017).

5. Erick Larson, "A Checklist for Making Faster, Better Decisions," *Harvard Business Review* (March 7, 2016).

6. Nadav Even Chorev, "Personalized Medicine in Practice: Postgenomics From Multiplicity to Immutability," *Body & Society* 26, no. 1 (2020): 26–54, doi:10.1177/1357034X19886925.

第十二章

1. Dean Ornish, Mark Jesus M. Magbanua, Gerdi Weidner et al., "Changes in Prostate Gene Expression in Men Undergoing an Intensive Nutrition and Lifestyle Intervention," *Proceedings of the National Academy of Sciences* 105, no. 24 (2008): 8369–8374, doi:10.1073/pnas.0803080105.

2. Kaare Christensen, Niels V. Holm, Matt Mcgue et al., "A Danish Population-Based Twin Study on General Health in the Elderly," *Journal of Aging and Health* 11, no. 1 (February 1999): 49–64, doi.org/10.1177/089826439901100103.

3. Michael F. Roizen, *RealAge: Are You as Young as You Can Be?* (New York: Harper Collins, 1999).

4. Prateek Lohia, Shweta Kapur, Sindhuri Benjaram et al., "Metabolic Syndrome and Clinical Outcomes in Patients Infected With COVID-19: Does Age, Sex, and Race of the Patient With Metabolic Syndrome Matter?" *Journal of Diabetes* (2021), doi.org/10.1111/1753-0407.13157.

5. Terrance L. Albrecht and Mara B. Adelman, "Social Support and Life Stress: New Directions for Communication Research," *Human Communication Research* 11, no. 1 (1984): 3–32, doi:10.1111/j.1468-2958.1984.tb00036.x

6. Nell H. Gottlieb and Lawrence W. Green, "Life Events, Social Network, Life-Style, and Health: An Analysis of the 1979 National Survey of Personal Health Practices and Consequences," *Health Education & Behavior* 11, issue 1 (1984): 91–105, doi:10.1177/109019818401100105.

7.   Michael F. Roizen, *RealAge Makeover: Take Years Off Your Looks and Add Them to Your Life* (New York: Harper Collins, 2004).

8.   Klodian Dhana, Denis A. Evans, Kumar B. Rajan et al., "Healthy Lifestyle and the Risk of Alzheimer Dementia: Findings From 2 Longitudinal Studies," *Neurology* 95, no. 4 (2020): e374–e383, doi:10.1212/WNL.0000000000009816.

9.   Michael F. Roizen, *This Is Your Do-Over: The 7 Secrets to Losing Weight, Living Longer, and Getting a Second Chance at the Life You Want* (New York: Scribner, 2016).

10. Personal communication with CEO of EXOS.

第十三章

1.   Didier Allexandre, Adam M. Bernstein, Esteban Walker et al., "A Web-Based Mindfulness Stress Management Program in a Corporate Call Center: A Randomized Clinical Trial to Evaluate the Added Benefit of Onsite Group Support," *Journal of Occupational and Environmental Medicine* 58, no. 3 (March 2016): 254–264, doi:10.1097/JOM.0000000000000680.

2.   Jean Chatzky and Michael F. Roizen, *Age Proof: Living Longer Without Running Out of Money or Breaking a Hip* (New York: Grand Central Publishing, 2017).

3.   Tavia E. Evans, Hieab H. H. Adams, Silvan Licher et al., "Subregional Volumes of the Hippocampus in Relation to Cognitive Function and Risk of Dementia," *Neuroimage* 178 (September 2018): 129–135, doi:10.1016/j.neuroimage.2018.05.041.

4.   Juga Lee, "The Relationship Between Physical Activity and Dementia: A Systematic Review and Meta-Analysis of Prospective Cohort Studies," *Journal of Gerontological Nursing* 44, no. 10 (2018): 22–29, doi:10.3928/00989134-20180814-01.

5.   Gill Livingston, Andrew Sommerlad, Vasiliki Orgeta et al., "Dementia Prevention, Intervention, and Care," *The Lancet* 390, no. 10113 (2017): 2673–2734, doi:10.1016/S0140-6736(17)31363-6.

6.   Natan Feter, Gregore I. Mielke, Jayne S. Leite et al., "Physical Activity in Later Life and Risk of Dementia: Findings From a Population-Based Cohort Study," *Experimental Gerontology* 143 (2021): 111145, doi:10.1016/j.exger.2020.111145.

7.   Aishat T. Bakre, Ruoling Chen, Ranjit Khutan et al., "Association Between Fish Consumption and Risk of Dementia: A New Study From China and a Systematic Literature Review and Meta-Analysis," *Public Health Nutrition* 21, no. 10 (2018): 1921–1932, doi:10.1017/S136898001800037X.

8.   Karin Yurko-Mauro, Deanna McCarthy, Dror Rom et al., "Beneficial Effects of Docosahexaenoic Acid on Cognition in Age-Related Cognitive Decline." *Alzheimer's & Dementia* 6, no. 6 (2010): 456–464, doi:10.1016/j.jalz.2010.01.013.

9.   Ibid.

10. Yang Hu, Frank B. Hu, and JoAnn E. Manson,"Marine Omega-3 Supplementation and Cardiovascular Disease: An Updated Meta-Analysis of 13 Randomized Controlled Trials Involving 127 477 Participants," *Journal of the American Heart Association* 8, no. 19 (2019): e013543, doi:10.1161/JAHA.119.013543.

11. Aldo A. Bernasconi, Michelle M. Wiest, Carl J. Lavie et al., "Effect of Omega-3 Dosage on Cardiovascular Outcomes," *Mayo Clinic Proceedings* 96, no. 2 (2021): 304–31, doi:10.1016/j.mayocp.2020.08.034.

12. Neal D. Barnard, Jihad Alwarith, Emilie Rembert et al., "A Mediterranean Diet and Low-Fat Vegan Diet to Improve Body Weight and Cardiometabolic Risk Factors: A Randomized, Cross-over Trial," *Journal of the American College of Nutrition* (2021), doi:10.1080/07315724.2020.1869625.

13. Klodian Dhana, Denis A. Evans, Kumar B. Rajan et al., "Healthy Lifestyle and the Risk of Alzheimer Dementia: Findings From 2 Longitudinal Studies." *Neurology* 95, no. 4 (July 2020): e374–e383, doi:10.1212/WNL.0000000000009816.

14. Seema Mihrshahi, Ding Ding, Joanne Gale et al., "Vegetarian Diet and All-Cause Mortality: Evidence From a Large Population-Based Australian Cohort—The 45 and Up Study." *Preventive Medicine* 97 (April 2017): 1–7, doi:10.1016/j.ypmed.2016.12.044.

15. George W. Rebok, Karlene Ball, Lin T. Guey et al., "Ten-Year Effects of the Advanced Cognitive Training for Independent and Vital Elderly Cognitive Training Trial on Cognition and Everyday Functioning in Older Adults," *Journal of the American Geriatrics Society* 62, no. 1 (2014): 16–24, doi:10.1111/jgs.12607.

16. Bruno Bonnechère, Christelle Langley, and Barbara Jacquelyn Sahakian, "The Use of Commercial Computerised Cognitive Games in Older Adults: A Meta-Analysis," *Scientific Reports* 10, article no. 15276 (2020), doi:10.1038/s41598-020-72281-3.

17. P. Pazos, Y. Leira, C. Domínguez et al., "Association Between Periodontal Disease and Dementia: A Literature Review," *Neurología* 33, issue 9 (November–December 2018): 602–613, doi:10.1016/j.nrleng.2016.07.007.

18. Marjo H. Eskelinen, Tiia Ngandu, Jaakko Tuomilehto et al., "Midlife Coffee and Tea Drinking and the Risk of Late-Life Dementia: A Population-Based CAIDE Study," *Journal of Alzheimer's Disease* 16, no. 1 (2009): 85–91, doi: 10.3233/JAD-2009-0920. See also: Oregon State University, Linus Pauling Institute, Micronutrient Information Center, "Coffee," https://lpi.oregonstate.edu/mic/food-beverages/coffee#adverse-effects.

19. Wojciech Grodzicki and Katarzyna Dziendzikowska, "The Role of Selected Bioactive Compounds in the Prevention of Alzheimer's Disease," *Antioxidants* 9, no. 3 (2020): 229, doi:10.3390/antiox9030229.

20. Michael F. Roizen and Michael C. Crupain, *What to Eat When: A Strategic Plan to Improve Your Health & Life Through Food* (Washington, D.C.: National Geographic, 2019).

21. Min Wei, Sebastian Brandorst, Mahshid Shelehchi et al., "Fasting-Mimicking Diet and Markers/Risk Factors for Aging, Diabetes, Cancer, and Cardiovascular Disease," *Science Translational Medicine* 9, no. 377 (2017): eaai8700, doi:10.1126/scitranslmed.aai8700.

22. Rafael de Cabo and Mark P. Mattson, "Effects of Intermittent Fasting on Health, Aging, and Disease," *New England Journal of Medicine* 381, no. 26 (2019): 2541–2551, doi:10.1056/NEJMra1905136.

23. Timo E. Strandberg, Arto Strandberg, Kaisu Pitkälä et al., "Sauna Bathing, Health, and Quality of Life Among Octogenarian Men: The Helsinki Businessmen Study," *Aging Clinical and Experimental Research* 30, no. 9 (2018): 1053–1057, doi:10.1007/s40520-017-0855-z.

24. Maria D. Bernat-Adell, Eladio J. Collado-Boira, Pilar Moles-Julio et al., "Recovery of Inflammation, Cardiac, and Muscle Damage Biomarkers After Running a Marathon," *The Journal of Strength & Conditioning Research* 35, no. 3 (2021): 626–632, doi:10.1519/JSC.0000000000003167.

25. Ming-Hsien Chiang, Hau-Hsin Wu, Chia-Jen Shih et al., "Association Between Influenza Vaccination and Reduced Risks of Major Adverse Cardiovascular Events in Elderly Patient," *American Heart Journal* 193 (November 2017): 1–7, doi:10.1016/j.ahj.2017.07.020.

26. Hamid Mohseni, Amit Kiran, Reza Khorshidi et al., "Influenza Vaccination and Risk of Hospitalization in Patients With Heart Failure: A Self-Controlled Case Series Study," *European Heart Journal* 38, no. 5 (February 2017): 326–333, doi:10.1093/eurheartj/ehw411.

27. Philip C. Calder, Anitra C. Carr, Adrian F. Gombart et al., "Optimal Nutritional Status for a Well-Functioning Immune System Is an Important Factor to Protect Against Viral Infections," *Nutrients* 12, no. 4 (2020): 1181, doi:10.3390/nu12041181.

28. Karine Spiegel, John F. Sheridan, and Eve Van Cauter, "Effect of Sleep Deprivation on Response to Immunization," *JAMA* 288, no. 12 (2002): 1471–1472.

29. Michael F. Roizen, *This Is Your Do-Over: The 7 Secrets to Losing Weight, Living Longer, and Getting a Second Chance at the Life You Want* (New York: Scribner, 2016).

30. S. Fu, C. L. Thompson, A. Ali et al., "Mechanical Loading Inhibits Cartilage Inflammatory Signalling Via an HDAC6 and IFT-Dependent Mechanism Regulating Primary Cilia Elongation," *Osteoarthritis and Cartilage* 27, no. 7 (July 1, 2019): 1064–1074, doi:10.1016/j.joca.2019.03.003.

31. Arch G. Mainous III, Rebecca J. Tanner, Kiarash P. Rahmanian et al., "Effect of Sedentary Lifestyle on Cardiovascular Disease Risk Among Healthy Adults With Body Mass Indexes 18.5 to 29.9 kg/m², " *The American Journal of Cardiology* 123, no. 5 (March 1, 2019): 764–768, doi:10.1016/j.amjcard.2018.11.043.

32. Francesca Saladini and Paolo Palatini, "Arterial Distensibility, Physical Activity, and the Metabolic Syndrome," *Current Hypertension Reports* 20, article no. 39 (2018), doi:10.1007/s11906-018-0837-3.

33. Brett R. Gordon, Cillian P. McDowell, Mats Hallgren et al., "Association of Efficacy of Resistance Exercise Training With Depressive Symptoms: Meta-Analysis and Meta-Regression Analysis of Randomized Clinical Trials," *JAMA Psychiatry* 75, no. 6 (2018): 566–576, doi:10.1001/jamapsychiatry.2018.0572.

34. Magdalena I. Tolea and James E. Galvin, "Sarcopenia and Impairment in Physical and Cognitive Functionality," *Clinical Interventions in Aging* 10 (2015): 663-671, doi:10.2147/CIA.S76275.

35. Kyle Mandsager, Serge Harb, Paul Cremer et al., "Association of Cardiorespiratory Fitness With Long-Term Mortality Among Adults Undergoing Exercise Treadmill Testing," *JAMA Network Open* 1, no. 6 (2018): e183605, doi:10.1001/jamanetworkopen.2018.3605.

36. Larry A. Tucker, J. Eric Strong, James D. LeCheminant et al., "Effect of Two Jumping Programs on Hip Bone Mineral Density in Premenopausal Women: A Randomized Controlled Trial," *American Journal of Health Promotion* 29, no. 3 (2015): 158–164, doi:10.4278/ajhp.130430-QUAN-200.

37. Alexander G. Robling, Felicia M. Hinant, David B. Burr et al., "Shorter, More Frequent Mechanical Loading Sessions Enhance Bone Mass," *Medicine & Science in Sports & Exercise* 34, no. 2 (2002):196–202, doi:10.1097/00005768-200202000-00003.

38. Rubina Manuela Trimboli, Marina Codari, Marco Guazzi et al., "Screening Mammography

Beyond Breast Cancer: Breast Arterial Calcifications as a Sex-Specific Biomarker of Cardiovascular Risk," *European Journal of Radiology* 119 (2019): 108636.

39. Sofie Pardaens, Anne-Marie Willems, Els Clays et al., "The Impact of Drop-Out in Cardiac Rehabilitation on Outcome Among Coronary Artery Disease Patients," *European Journal of Preventive Cardiology* 24, no. 14 (2017): 1490–1497. doi:10.1177/2047487317724574.

40. Andrea Gurmankin Levy, Aaron M. Scherer, Brian J. Zikmund-Fisher et al., "Prevalence of and Factors Associated With Patient Nondisclosure of Medically Relevant Information to Clinicians," *JAMA Network Open* 1, no. 7 (2018): e185293, doi:10.1001/jamanetworkopen.2018.5293.

41. Nicholas J. Thomas, Anita L. Lynam, Anita V. Hill et al., "Type 1 Diabetes Defined by Severe Insulin Deficiency Occurs After 30 Years of Age and Is Commonly Treated as Type 2 Diabetes," *Diabetologia* 62 (2019): 1167–1172, doi: 10.1007/s00125-019-4863-8.

42. Michael F. Roizen and Mehmet C. Oz, *YOU: The Smart Patient. An Insider's Handbook for Getting the Best Treatment* (New York: Scribner, 2006).

43. Katherine Eban, *Bottle of Lies: The Inside Story of the Generic Drug Boom*, reprint edition (New York: Ecco Press / HarperCollins, 2020).

第十四章

1. David Brooks, "The Moral Bucket List," *New York Times*, April 11, 2015.

2. M. E. Camacho and C. A. Reyes-Ortiz, "Sexual Dysfunction in the Elderly: Age or Disease?" *International Journal of Impotence Research* 17 (2005): S52–S56, doi: 10.1038/sj.ijir.3901429.

3. Naveen R. Parva, Satish Tadepalli, Pratiksha Singh et al., "Prevalence of Vitamin D Deficiency and Associated Risk Factors in the US Population (2011–2012)," *Cureus* 10, no. 6 (2018): e2741, doi: 10.7759/cureus.2741.

4. William B. Grant, Fatme Al Anouti, and Meis Moukayed, "Targeted 25-Hydroxyvitamin D Concentration Measurements and Vitamin D_3 Supplementation Can Have Important Patient and Public Health Benefits," *European Journal of Clinical Nutrition* 74 (2020): 366–376, doi:10.1038/s41430-020-0564-0.

5. Amir S. Heravi and Erin D. Michos, "Vitamin D and Calcium Supplements: Helpful, Harmful, or Neutral for Cardiovascular Risk?" *Methodist Debakey Cardiovascular Journal* 15, no. 3 (July–September 2019): 207–213.

6. J. Michael Gaziano, Howard D. Sesso, William G. Christen et al., "Multivitamins in the Prevention of Cancer in Men: The Physicians' Health Study II Randomized Controlled Trial," *JAMA* 308, no. 18 (2012): 1871–1880, doi:10.1001/jama.2012.14641.

7. Kimberly Y. Z. Forrest and Wendy L. Stuhldreher, "Prevalence and Correlates of Vitamin D Deficiency in US Adults," *Nutrition Research* 31, no. 1 (2011): 48–54, doi:10.1016/j.nutres.2010.12.001.

8. Susanne Rautiainen, Pamela M. Rist, Robert J. Glynn et al., "Multivitamin Use and the Risk of Cardiovascular Disease in Men." *Journal of Nutrition* 146, no. 6 (June 2016): 1235–1240, doi:10.3945/jn.115.227884.

9. Mariann Fagernaes Hansen, Sarah Østrup Jensen, Ernst-Martin Füchtbauer et al., "High Folic Acid Diet Enhances Tumour Growth in PyMT-Induced Breast Cancer," *British Journal of Cancer* 116 (2017): 752–761, doi:10.1038/bjc.2017.11.

不老时代

10. Jose L. Flores-Guerrero, Isidor Minović, Dion Groothof et al., "Association of Plasma Concentration of Vitamin B$_{12}$ With All-Cause Mortality in the General Population in the Netherlands." *JAMA Network Open* 3, no. 1 (2020): e1919274, doi:10.1001/jamanetwork open.2019.19274.

11. Edward Giovannucci, Yan Liu, Meir J. Stampfer et al., "A Prospective Study of Calcium Intake and Incident and Fatal Prostate Cancer," *Cancer Epidemiology, Biomarkers & Prevention* 15, no. 2 (2006): 203–210, doi:10.1158/1055-9965.EPI-05-0586.

12. Mohammad Al Qadire, Murad Alkhalaileh, and Hedaya Hina, "Risk Factors for Breast Cancer Among Jordanian Women: A Case-Control Study," *Iran Journal of Public Health* 47, no. 1 (January 2018): 49–56.

13. Jürgen Kern, Silke Kern, Kaj Blennow et al., "Calcium Supplementation and Risk of Dementia in Women With Cerebrovascular Disease," *Neurology* 87, no. 16 (October 2016): 1674–1680, doi:10.1212/WNL.0000000000003111.

14. Karin Yurko-Mauro, Deanna McCarthy, Dror Rom et al., "Beneficial Effects of Docosahexaenoic Acid on Cognition in Age-Related Cognitive Decline," *Alzheimer's & Dementia* 6, no. 6 (2010): 456–464, doi:10.1016/j.jalz.2010.01.013.

15. Ian Yat Hin Wong, Simon Chi Yan Koo, and Clement Wai Nangg Chan, "Prevention of Age-Related Macular Degeneration," *International Ophthalmology* 31 (2011): 73–82, doi:10.1007/s10792-010-9397-5.

16. Kelvin Tsoi, Jason M. W. Ho, Felix C. H. Chan et al., "Long-Term Use of Low-Dose Aspirin for Cancer Prevention: A 10-Year Population Cohort Study in Hong Kong," *International Journal of Cancer* 145, no. 1 (2019): 267–273, doi:10.1002/ijc.32083.

17. Michael F. Roizen and Mehmet C. Oz, *YOU: Staying Young: The Owner's Manual to Extending Your Warranty* (New York: Scribner, 2008).

18. Raymond John Playford and Michael James Weiser, "Bovine Colostrum: Its Constituents and Uses," *Nutrients* 13, no. 1 (2021): 265, doi:10.3390/nu13010265.

19. In-Bong Song, Hyejung Gu, Hye-Ju Han et al., "Omega-7 Inhibits Inflammation and Promotes Collagen Synthesis Through SIRT1 Activation," *Applied Biological Chemistry* 61 (2018): 433–439, doi:10.1007/s13765-018-0377-1.

20. Zeneng Wang, Nathalie Bergeron, Bruce S Levison et al., "Impact of Chronic Dietary Red Meat, White Meat, or Non-Meat Protein on Trimethylamine N-Oxide Metabolism and Renal Excretion in Healthy Men and Women," *European Heart Journal* 40, no. 7 (February 14, 2019): 583–594, doi:10.1093/eurheartj/ehy799.

21. W. H. Wilson Tang, Xinmin S. Li, Yuping Wu et al., "Plasma Trimethylamine N-oxide (TMAO) Levels Predict Future Risk of Coronary Artery Disease in Apparently Healthy Individuals in the EPIC-Norfolk Prospective Population Study," *American Heart Journal* (2021), doi:10.1016/j.ahj.2021.01.020.

22. Feilong Deng, Ying Li, and Jiangchao Zhao, "The Gut Microbiome of Healthy Long-Living People," *Aging* 11, no. 2 (January 15, 2019): 289–290, doi:10.18632/aging.101771.

23. Francisco M. Gutierrez-Mariscal, Elena M. Yubero-Serrano, Jose M. Villalba et al., "Coenzyme Q10: From Bench to Clinic in Aging Diseases, a Translational Review," *Critical Reviews in Food Science and Nutrition* 59, no. 14 (2019): 2240–2257, doi:10.1080/10408398.2018.1442316.

24. Alma Martelli, Lara Testai, Alessandro Colletti et al., "Coenzyme Q_{10}: Clinical Applications in Cardiovascular Diseases," *Antioxidants* 9, no. 4 (2020): 341, doi.org/10.3390/antiox9040341.

25. Mukesh K. Jain and Paul M. Ridker, "Anti-Inflammatory Effects of Statins: Clinical Evidence and Basic Mechanisms," *Nature Reviews Drug Discovery* 4 (2005): 977–987, doi:10.1038/nrd1901.

26. Emmanuel Maheu, Christian Cadet, Marc Marty et al., "Randomised, Controlled Trial of Avocado-Soybean Unsaponifiable (Piascledine) Effect on Structure Modification in Hip Osteoarthritis: The ERADIAS Study," *Annals of the Rheumatic Diseases* 73, no. 2 (February 2014): 376–384, doi:10.1136/annrheumdis-2012-202485.

27. Blaine A. Christiansen, Simrit Bhatti, Ramin Goudarzi et al., "Management of Osteoarthritis With Avocado/Soybean Unsaponifiables," *Cartilage* 6, no. 1 (2015): 30–44, doi:10.1177/1947603514554992.

28. Keisuke Hikosaka, Keisuke Yaku, Keisuke Okabe et al., "Implications of NAD Metabolism in Pathophysiology and Therapeutics for Neurodegenerative Diseases," *Nutritional Neuroscience* (2019): 1–13, doi:10.1080/1028415X.2019.1637504.

29. Ozlem Altay, Muhammad Arif, Xiangyu Li et al., "Combined Metabolic Activators Accelerates Recovery in Mild-to-Moderate COVID-19," *medRxiv* (2020), doi:10.1101/2020.10.02.20202614.

30. Mahsa Hatami, Mina Abdolahi, Neda Soveyd et al., "Molecular Mechanisms of Curcumin in Neuro-inflammatory Disorders: A Mini Review of Current Evidences," *Endocrine, Metabolic & Immune Disorders—Drug Targets* 19, no. 3 (2019): 247–258, doi:10.2174/1871530319666181129103056.

31. Javad Sharifi-Rad, Youssef El Rayess, Alain Abi Rizk et al., "Turmeric and Its Major Compound Curcumin on Health: Bioactive Effects and Safety Profiles for Food, Pharmaceutical, Biotechnological and Medicinal Applications," *Frontiers in Pharmacology* 11 (2020): 01021, doi:10.3389/fphar.2020.01021.

32. WebMD, "Turmeric," https://www.webmd.com/vitamins/ai/ingredientmono-662/turmeric (accessed February 24, 2021).

33. Kiran Chaudhari, Conner D. Reynolds, and Shao-Hua Yang, "Metformin and Cognition From the Perspectives of Sex, Age, and Disease," *GeroScience* 42 (2020): 97–116, doi:10.1007/s11357-019-00146-3.

34. Ameya S. Kulkarni, Siram Gubbi, and Nir Barzilai, "Benefits of Metformin in Attenuating the Hallmarks of Aging," *Cell Metabolism* 32, no. 1 (2020): 15–30, doi:10.1016/j.cmet.2020.04.001.

35. Adam R. Konopka, Jaime L. Laurin, Hayden M. Schoenberg et al., "Metformin Inhibits Mitochondrial Adaptations to Aerobic Exercise Training in Older Adults," *Aging Cell* 18, no. 1 (2019): e12880, doi:10.1111/acel.12880.

36. Ralph DeFronzo, G. Alexander Fleming, Kim Chen et al., "Metformin-Associated Lactic Acidosis: Current Perspectives on Causes and Risk," *Metabolism* 65, no. 2 (2016): 20–29, doi:10.1016/j.metabol.2015.10.014.

37. Duncan Chambers, Anna J. Cantrell, Maxine Johnson et al., "Digital and Online Symptom Checkers and Health Assessment/Triage Services for Urgent Health Problems: Systematic Review," *BMJ Open* 9, no. 8 (2019): e027743, doi:10.1136/bmjopen-2018-027743.

38. Michael F. Roizen and Mehmet C. Oz, *YOU: Being Beautiful. The Owner's Manual to Inner and Outer Beauty* (New York: Free Press, 2008).

39. U.S. Food and Drug Administration, "FDA Advances New Proposed Regulation to Make Sure That Sunscreens Are Safe and Effective," February 21, 2019, https://www.fda.gov/news-events/press-announcements/fda-advances-new-proposed-regulation-make-sure-sunscreens-are-safe-and-effective.

40. Bagus Komang Satriyasa, "Botulinum Toxin (Botox) A for Reducing the Appearance of Facial Wrinkles: A Literature Review of Clinical Use and Pharmacological Aspect," *Clinical, Cosmetic and Investigational Dermatology* 12 (April 10, 2019): 223–228, doi:10.2147/CCID.S202919.

41. Larissa Rocha Bertelli Cabral, Lucas Novaes Teixeira, Rodrigo Pinto Gimenez et al., "Effect of Hyaluronic Acid and Poly-L-Lactic Acid Dermal Fillers on Collagen Synthesis: An In Vitro and In Vivo Study," *Clinical Cosmetic and Investigational Dermatology* 13 (September 29, 2020): 701–710, doi:10.2147/CCID.S266015.

42. Lloyd F. Rose and Rodney K. Chan, "The Burn Wound Microenvironment," *Advances in Wound Care* 5, no. 3 (2016): 106–118, doi:10.1089/wound.2014.0536.

43. Benjamin C. Marcus and David Hyman, "Evidence-Based Medicine in Laser Medicine for Facial Plastic Surgery," *Facial Plastic Surgery Clinics of North America* 23, no. 3 (2015): 297–302, doi:10.1016/j.fsc.2015.04.003.

44. Fabio Santanelli di Pompeo, Michail Sorotos, Mark W. Clemens et al., "Breast Implant–Associated Anaplastic Large Cell Lymphoma (BIA-ALCL): Review of Epidemiology and Prevalence Assessment in Europe," *Aesthetic Surgery Journal* (2020): sjaa285, doi:10.1093/asj/sjaa285.

45. Vasileios Theocharidis, Ioannis Katsaros, Emmanouil Sgouromallis et al., "Current Evidence on the Role of Smoking in Plastic Surgery Elective Procedures: A Systematic Review and Meta-Analysis," *Journal of Plastic, Reconstructive & Aesthetic Surgery* 71, no. 5 (2018): 624–636, doi:10.1016/j.bjps.2018.01.011.

46. Robert Singer, "Commentary On: Improvement in Brazilian Butt Lift (BBL) Safety With the Current Recommendations From ASERF, ASAPS, and ISAPS," *Aesthetic Surgery Journal* 40, no. 8 (2020): 871–873, doi:10.1093/asj/sjaa090.

后记

1. Prateek Lohia, Shweta Kapur, Sindhuri Benjaram et al., "Metabolic Syndrome and Clinical Outcomes in Patients Infected With COVID-19: Does Age, Sex, and Race of the Patient With Metabolic Syndrome Matter?" *Journal of Diabetes* (2021), doi:10.1111/1753-0407.13157.